古醫籍稀見版本影印存真文庫

羅遺編

清·陳廷銓 編

中醫古籍出版社

責任編輯　黄　鑫
封面設計　張雅娣

图书在版编目(CIP)数据

罗遗编/(清)陈廷铨编. —北京:中医古籍出版社,2015.9
(古医籍稀见版本影印存真文库)
ISBN 978－7－5152－0851－0

Ⅰ. ①罗… Ⅱ. ①陈… Ⅲ. ①针灸学－中国－清代 Ⅳ. ①R245

中国版本图书馆 CIP 数据核字(2015)第 093422 号

古醫籍稀見版本影印存真文庫
羅遺編　清·陳廷銓　編

出版發行　中醫古籍出版社
社　　址　北京東直門內南小街 16 號(100700)
印　　刷　北京金信諾有限公司
開　　本　850mm×1168mm　32 開
印　　張　9.875
字　　數　19 千字
版　　次　2015 年 9 月第 1 版　2015 年 9 月第 1 次印刷
印　　數　0001～3000 冊
書　　號　ISBN 978－7－5152－0851－0
定　　價　20.00 圓

國家古籍出版

專項經費資助項目

據中國中醫科學院圖書館藏清乾隆二十八年刊本影印原書版框高二三三毫米寬一五五毫米

出版説明

中醫藥學是中華民族優秀傳統文化的重要組成部分，是我國醫學科學的特色，也是生命科學中具有自主創新優勢的領域。歷代存留下來的中醫典籍是我國寶貴的文化遺産，其承載着中華民族特有的精神價值、思維方法、想象力和創造力，是中醫藥科技進步和創新的源泉。對中醫古籍進行保護與整理，即是保護了我國全部古籍中的一個重要的組成部分。

《古醫籍稀見版本影印存真文庫》在全面調查現存古醫籍版本情况的基礎上，遴選出五十餘種具有較高學術價值、文獻價值的古醫籍，對其稀見的版本進行搶救性地挖掘整理，其内容涵蓋中醫臨床内、外、婦、兒、針灸、五官各科及基礎理論等領域。這些版本多爲亟待搶救的瀕危版本、珍稀版本、孤本、善本，或者曾經流傳但近幾十年來世面上已很難見到的版本，屬於讀者迫切需要掌握的知識載體，具有較大的出版價值。爲方便讀者閲讀與使用，本叢書整理者對所遴選古籍的版本源流及存世狀況進行了考辨，撰寫了提要，簡介了作者生平，評述了著作的學術價值；爲避免在整理過程中出現各種紕漏，最大限度地保留文獻原貌，我社決定採用影印整理出版的方式。

此次所選書目具有兩個特點：一是以學術性和實用性兼顧爲原則，選擇凝結歷代醫藥學家獨到理論精粹及豐富臨床經驗的精品力作，突出臨證實用，并且充分注重各類中醫古籍的覆蓋面，除了喉科之外，其余各類均有涉及；二是選擇稀見版本，影印出版，不僅可以避免目前市場上古籍整理類書籍魚目混雜、貽誤后學之弊，而且能够完整地體現歷史文獻的真實和完整性，爲讀者研習中醫提供真實的第一手資料。該叢書對於保護和利用中醫藥古籍，發揚和傳承中醫藥文化，更好地爲中醫藥科研、臨床、教學服務具有重大的意義。

我社自二十世紀八十年代成立以來，陸續出版了大型系列古籍叢書，影印的有《中醫珍本叢書》《文淵閣四庫全書醫家類》《北京大學圖書館館藏善本醫書》《海外回歸中醫古籍善本集萃》《中醫古籍孤本大全》等，自出版后廣受學界和藏書機構歡迎。實踐證明，以影印爲基礎進行文獻開發，不僅符合學術研究和收藏需要，而且操作性更强，對促進文獻批露意義重大。

在編輯過程中，我們遵循《古醫籍稀見版本影印存真文庫》的編輯規範，進行了嚴格地查重，并查核原書，爲每種圖書制作了新的書名頁，重新編目，讓讀者一目了然。爲了讓讀者真真切切感受古籍的原汁原味，我們對前言和目録均採用繁體竪排形式。需要説明的是，所收珍本中有缺卷或缺頁的情況，由於這些珍本基本上没有復本，我們没有進行配補，僅作了相應的標注，也留下了些許遺憾，敬請廣大讀者諒解。

中醫古籍出版社

二零一五年九月

前言

本書為清代陳廷銓所編。書凡三卷，上卷包括經絡篇、十四經及奇經八脈部位歌、鍼法之補瀉迎隨以及禁鍼、禁灸、鍼灸後調理等；中卷為十四經圖及各經穴位之寸數等；下卷為各科疾病的治療配穴。

編者幼年攻舉子業，及長精研岐黃，蓋儒而醫者也。鑒於『醫生不熟十二經絡，開口動手便錯』，而經絡穴道，名數繁多，因集數家遺蘊，合為一編，故名『羅遺』。編者認為，人不學醫則已，學醫而不知經絡者無益，僅知經絡而不知經絡之分寸、主治者亦無益，故經年累月，自少至壯，究心於大經小絡之辨，蓋求無誣也。對於鍼法，則詳考《內經》，博採諸家，並參以己意，詳細敘述。編者認為『高皇抱疾，李氏刺巨闕而復蘇。太子暴厥，越人鍼會維而復醒』。是皆取一二穴即取效者，故於卷下中，列舉內、外、婦、兒、五官等科以及蛇、犬咬傷等病的鍼法及灸法，配穴均簡單明瞭，頗切實用。該書內容豐富，圖文並茂，確為有價值的鍼灸參考書。

本書流傳甚少，現據清乾隆二十八年癸未（一七六三）著者序刊本影印，以飨讀者。

中醫古籍出版社

目録

敘

予禀質凡鈍、除八股文字外、罕所通曉、每聞人言醫道、則尤不敢發一語、蓋此中實茫然匪直曰生死之寄、攸關綦鉅也、乃者丁君步韓、持其戚友陳君隱庵所著羅遺編、屬予敘、編內特詳鍼灸法嘻醫理微、鍼灸尤微矣、草木活命、其術已驚人、而况鍼灸、灸猶曰攻其外、而鍼則直刺入其內、予聞之而愕、言之而益栗、而獨傳古能之者、若了不甚異則何也坡公贈眼醫詩云鍼頭如麥芒、性命寄毛粟、而子於其間、來往施鋒鏃、收其術定有神焉者矣、大都醫者意也、然醫可用意、而鍼豈意所能到、經絡之間、差之毫芒、患且立不測、是診脈望色、或可嘗試、而斷非所語於鍼也、君幼攻舉子業、比長而究心岐黃、而尤覃精畢慮於鍼灸之法、乃上溯軒轅、下逮李唐、迄元明以來諸名家、搜羅其遺蘊、凡幾歷寒暑而成書、予固不知醫者、又何敢漫置一辭、頤細案編中、如部位穴竅、剖析分寸、自非專門不能洞其奧、若其所論、苦欲補瀉、察色脉候、谿內經之晦澀、采嘉言之秘要、則雖未從事於斯者、亦可略領其意理之所存、君殆深望人之即顯以通微也、其用心為獨苦矣、於乎、讀古人書、掠其粕而遺其精、出而以蒼生嘗試、此何異醫家襲其膚而昧其裏、而以性命嘗試耶、君其有恫於此乎、予讀是

編，又因以歎也，
時乾隆二十有九年孟冬月望
日岣嶁曠敏本謹敘

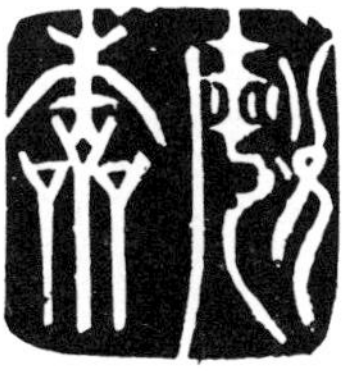

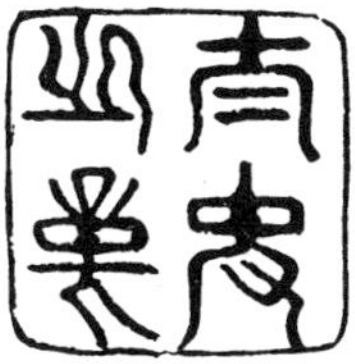

醫之為技、通乎神者也、為業之則況使機寓於心、而利及乎世、相陰陽寒暑、審人脈絡腠理、如視入臟腑、而洞見其癥結、然後投之以方而不誤、不為良相、況為良醫、昔人秘故、張大其論、蓋鄭重乎言之矣、雖然、嘗草之說、權輿上古、或云黄帝以前、識相付而不傳、以謂醫者意也、意所解、口不能宣、亦不傳、不宣、何意與識之於憑、玉版相異、書雜疑出沒人、由來儻亦脈證、抱朴子手抄金匱萬卷、肘後方、龍樹急要、陸忠宣閑有秘方、范汪手自抄錄、二子者曷嘗以醫爲業、而孜孜若此耶、

且所謂手足痿痹為不仁
者、亦工于言仁、亦工于言醫矣、
今不宜不傳、而曰吾意如是、
吾識如是、偶得一書、則秘
惜為枕中物、是先自痿痹、
必體曰吾以活人乎、隱庵

陳奐、早歲誦讀、徒業岐黄、沉潛冥索、有得于心而會其神、乃復以其意與識所到者、著之爲書、甲申夏將余校石鼓江亭烟樹間、袖手録羅遺編示余、且囑擇以行其志可謂至矣、閲其書、經絡分明、悉為圖以按之、百體衆竅、瞭如指掌、醫者得是編以審人臟腑癥結、以明虛實表裡之宜、以決鍼石湯劑之用、

殆不啻振裘而挈領、其為利實多、其抱朴之時後研、其陸宣之統方研、其查抄裘誅家、薈萃成帙、則自敘甚詳、余故不暇論、

乾隆二十九年重五前
三日半霞林學易書于
石鼓合江亭

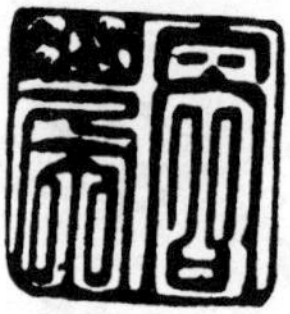

世之有疲癃殘疾、良相之責、亦
良醫之責也、前賢謂不能為相、
亦當為良醫、豈非以造天下人
之命者在相、而造一人之命者
在醫乎、予謂相之良者能造一
世之命、醫之良者能造萬世人

之命、蓋一方有良醫、天下師其術者、既利賴之矣、轉〻相承、歷之數十世〻而無不利賴之、世其功不小於時、而且永於時、陳君郭曹、余姻友也、少攻帖括、壯而究心內經諸書、積有歲月、

得心應手、因嘆世之攜茶囊抄
撮陳方以應世者、問其某病發
於何經、其經所為何病、某經之
支分若何、總會何若、茫無以應、
若是徒草菅人命耳、陳君痛之、
因輯古人之成說、採擷醫之心

靈、每臟每腑、經絡節腠、各經爲關、關各有注、如禹治水、導河積石、而龍門、而逆河、以放乎海、原委畢肆、又如庖丁批郤導窾、奏刀砉然、合於桑林之舞、乃中經首之會、使閱者心目了然、洞視癥結、由是而按脈治病、因症下藥、扼要爭奇、陳君之書有焉、雖然、抑視用之者何如耳、古之稱良相者、莫若周公、公之所著周禮一書、紫陽稱其編布精密、直是非聖人不能作、使後之人率由不懲、又豈徒利在一世哉、乃安召寇之陵以亂宗、於則讀陳君此編者、亦在善其術而用之、良相與良醫、均謂之利在天下也可、謂之利在萬世也可、余故樂為之序、使知一介之士苟存心

於棄物、於物必有所濟。於陳君
是編益信、旹
乾隆二十九秊歲次甲申孟秋
上澣　年家姻弟丁希文醒
齋氏拜手并書

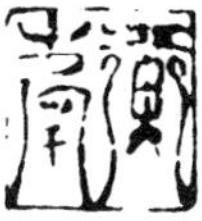

叙

時癸未秋、吾 兄以生平所得力於岐黃經絡、類成一編而梓、其名曰羅遺、顱為弟 鑑曰、予其知我、其為我序、然甚勿有所稱述、弟為志曩昔領之殊粗、令日

求之頗精以明証當世之覽吾
編者、鑑既承命、爰拜手而書於
後曰、吾兄自少習醫、旁蒐遠
紹、作骨在内經諸公、而時出入
手仲景諸大家、以臻其勝、故其
觀形察色、課虛論實、雖起古人、

無有異者、近尤有進焉、蓋經絡者、人之所賴以營衛乎周身者也、而其分寸部位、實散見於羣書、世每不乏迂踈失之、獨兄躡天根、探月窟、務必研究精考核詳、嘗一病在手、輒闡發其理、

如風雨驟至、震動烟雲、殆少定
而視焉乾端坤倪、呈露軒豁、句
萌甲坼、含笑欲語、嗚呼此豈非
吾 兄道蘊於中、始能衝口而
出者與、弟嘗怪世之業醫者、動
取古人書集、聊記數法、輒自號

為明醫、而究於經絡最要處、何
曾留心一二、　兄於此每不能
無憾、又未嘗不重惜精神之費
乎此、而人之真能知者鮮也、然
信道篤而自知明、人之不知、於
兄何損、　兄當還涵養咀嚼、以

俟後此之有進者、當復何如、而弟即現在之分經辨絡、不留遺蘊、於岐黄亦未必不無小補云、時

乾隆癸未季秋月中浣之吉胞

弟鑑謹撰並書

自序

夫人者生也、醫者衛生也、衛生之書、古之神聖賢明、遞代傑出、闡發精微、亦靡所遺失矣、又何有不詳且盡、以為余之羅遺者哉、間嘗讀醫書中、有曰醫者必通三世之書、其一黃帝鍼灸、其二神農本艸、其三岐伯脉訣脈訣察證、本草辨藥、鍼灸祛疾、非是三者、不足以言醫、然余謂三者之中、又惟鍼灸爲冣、何也、天之風寒暑濕燥火、無形之氣、每常從絡入經、人之氣血痰飲積聚、有形之物、每常由經滯絡、所以自昔黃帝得聞九鍼於岐伯、審本末、察寒熱、知邪所在、萬刺不殆、然而刺法無傳、醫不知有砭射以決去其絡中之邪者、蓋自漢代仲景而後、即早已歎為失其傳矣、然又曰醫者不熟十二經絡、開口動手便錯、誠見夫審病在某經、某經通某絡、雖不能神鍼法灸、一旦成功、而用藥之際、亦可知從陰引陽、從陽引陰不致經盛入絡、絡盛返經、功效羈遲、而留連而不已也、奈經絡穴道、名數繁多、旁正襍出、亦未易曉、即明者猶爲所混、況昧者乎、夫以從來畏難之事、本非神聖不足與此、然而其人不存、並其文亦不存、則云難、誠難也、若其人不存、存之以其書、好學深思者、亦當因遺文以究其意、況又有歷來大醫註解、懇切詳明、令人切向往於不衰哉、但經絡註解、各有妙意、比而觀之美不勝收、曰留心日久、頗費苦心、集數家遺藴、而合為一編、然其用意、以景岳先生内經為主、數先生内經為照、如標幽賦中、有曰取五穴、用一穴而必端、取三經、用一經而可正、則其經穴之情、自無所逃遁矣、雖曰刺法一道、久嘆無傳、然猶得於將失未失之際、賴數先生寸衡銖稱、抉髓掄精、充遺文未竟之旨、啟鍼灸便易之門、士生千載而下、亦可以考方策而知軒岐不傳之傳、猶傳在人間也、余附業岐黃、歷有年所、不敢以醫自許、而又不敢以醫自外、雖疲精瘁神、略述遺蘊、此外輿衍宏深、未能盡羅、葢久矣心之所好、學之所宗、生平之所寤寐、竊於是頗求心

得焉、羣居飽食之餘、或可以愧小慧而勝猶賢也乎、倘小道之可觀、而亦云有可採取、是又有望於知己者、

旹

乾隆癸未歲季秋月隱蕣陳廷

銓自序並書於南牕書舍

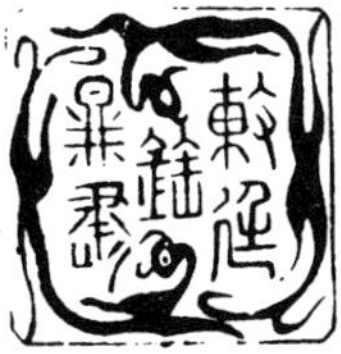

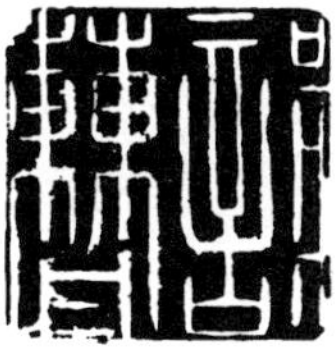

再序

經絡自岐黄以来、如日月之昭明、星辰之燦著、標萬古而嘗新者也、故人而不學醫則已、知學醫而不知經絡者無益、知經絡而不知經絡之分寸主治者、亦無益也、蓋人身內而藏府、外而絡脈、兩相輸應、以一貫之者也、故爾官骸載道、意氣輔行、機關賴以通利、動中出於自然、否則不內被七情干乎藏府、即外被六淫傷乎絡脈、則由衛而營、絡脉傷及乎大经。外顯形容枯槁者有之。由營。而衛。大经連及乎络脉、内顯魂魄喪敗者有之。、其見病也、或為表虚裏虚、或為表實裏實、良醫能因病審症、因症議藥、俾。營。衛。兩。不。偏。勝、康经络自然調勻。若夫藏府之氣血不達乎絡脉、絡脉之氣血不根乎藏府、是謂陰陽相失、精氣不交、則厥脱仆倒等症、患由乎此、由是推之、人身營。衛。經。絡、其關係乎病機之淺深者、可勝道哉、如曰知之亦可，不知亦可，則一倡百和、終成為不傳之絶學、毋怪乎童而習之、白首不得也、抑知今日之分經辨絡、異日之窮神達化、古人之所以殫精瘁神、舉此為先務者、豈細故耶、嗚呼此

余之所以自少至壯、而矻矻於大經小緯之辨者、實求無証、而惜乎不能起古人以還質之也、

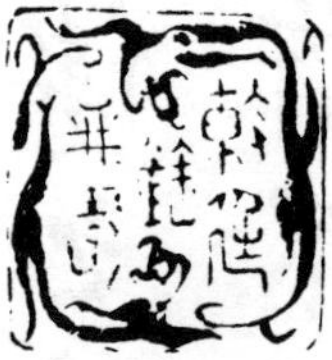

羅遺編目録

卷中

卷下

羅遺編卷之上

清泉陳廷銓部曹訂

經絡篇

手足三陰三陽各主一脉共十二經通行營衛總貫百骸遍流無已凡一脉左右兩行手三陰之脉從臟而走至手手三陽之脉從手而走至頭足三陽之脉從頭下走至足足三陰之脉從足走入腹平人一呼脉行三寸一吸脉行三寸呼吸定息脉行六寸以呼吸計之一日一夜得一萬三千五伯息以脉計之一日一夜行八伯一十丈而衛之行陽二十五度營之

行陰二十五度共五十度出入陰陽叅交互注二刻爲一度五十適當伯刻而星復舊處爲一晬又明日平旦寅時仍復會於手太陰矣晝夜流行與天同度

歌三首

肺注大腸胃注脾心注小腸膀胱腎心主三焦次第逢膽肝相繼又傳肺

多血多氣君須記大腸手經足經胃少血多氣有六經三焦膽腎心脾肺多血少氣心包絡膀胱小腸肝所異

甲膽乙肝丙小腸丁心戊胃己脾鄉庚屬大腸辛屬肺壬屬膀胱癸腎藏三焦陽府須歸丙包絡從陰丁火旁

此歌諸府配陽諸臟配陰

此歌舊云三焦亦向壬中寄包絡同歸入癸方雖三焦爲決瀆猶可言壬而包絡附心主安得云癸且二經歷絡皆相火也經景岳先生改正出圖翼三卷中

手足三陰三陽脉有長短之異手三陰長三尺五寸手三陽長五尺足三陰長六尺五寸足三陽長八尺

陽蹻陰蹻長七尺五寸督脉任脉長四尺五寸故云脉長一十六丈二尺也

銓按手足三陰三陽筭得該一十三丈八尺也而陽蹻陰蹻督脉任脉奇經八脉也此四脉可筭則八脉亦皆可筭也嘉言先生云陽蹻陰蹻一循外踝一循内踝並行而闕其䟫既云並行當是左右兩行矣若云左右兩行又不止二七得一丈四二五得一尺矣審若是則又有爭於一十六丈二尺之數矣細按不能無疑歷來註解亦未能暢發其

所以舉此四脉之故不然岐伯豈漫無深意存焉者哉○

十二經脉起止歌

經始太陰○而厥陰最後穴先中府而終則期門○原夫肺脉胷中始生○出腋下而行於少商絡食指而接乎陽明○大腸起自商陽終迎香於鼻外胃歷承泣而降尋厲兌於足經○脾自足之隱白趨大包於腋下心由極泉而生○注小指之少衝小腸兮起端於少澤維肩後上絡乎聽宮膀胱穴自睛明出至陰於足外腎以

湧泉發脉通俞府於前胷心包起乳後之天池絡中衝於手中指三焦始名指之外側從關衝而絲竹空膽從瞳子髎穴連竅陰於足之四指肝因大敦而上至期門而復於太陰肺經

周身經絡部位歌

脉絡周身十四經六經表裏督和任陰陽手足經皆六督總諸陽任總陰諸陽行外陰行裏四肢腹背皆如此督由脊骨過斷交臍腹中行任脉是足太陽經小指藏從跟入膕會尻旁上行夾脊行分四前繫睛

明脈最長○少陽四指端前起外踝陽關環跳裏○從脇
貫肩行曲鬢○耳前耳後連背尾大指次指足陽明○三
里天樞貫乳行腹第三行通上齒○環脣俠鼻目顴迎
足有三陰行內廉○厥中少後太交前臂出足心從內
踝○俠任胷腹上廉泉○太厥兩陰皆足拇○內側外側非
相連太陰內側衝門去○腹四行兮挨次編厥陰毛際
循陰器○斜絡期門乳肋間○手外三陽誰在上陽明食
指肩髃○向頰中鑽入下牙床○相逢鼻外迎香傍○三焦
名指陽明後貼耳周回眉竹湊○太陽小指下行低肩

後盤旋耳顴溝還有三陰行臂內太陰大指肩前配厥從中指腋連胷極泉小內心經位手足三陽俱上頭三陰穴止乳胷遊經脈從來皆直行絡脈本部絡他經經凡十四絡十四請君切記須分明

銓按正經十二何以歌云十四且獨舉奇經中之任督二脈而不舉衝帶陽蹻陰蹻陽維陰維六脈也然而有義存焉夫此六脈者在十二經脈之中猶環無端時與其經會於此處時與其經會於彼處內經不過言衝脈直衝於胸中俠臍上行帶脈

横束於腰際。起於季脇。陽蹻起於足跟外踝。陰蹻起於足跟内踝。陽維起於諸陽之會。以維其陽。陰維起於諸陰之交。以維其陰。數語發原而已。至行度則未嘗鑿鑿言之。非比十二經脉走止顯然不相混同也。而督任二脉。與十二經脉相似。一由會陰而行背。有二十八穴可考。一由會陰而行腹。有二十四穴可推。故得與十二經脉。俱繪諸圖形。觀者便可依彙而取。按象以求。故云經凡十四。豈云十二經外。可增二經。更可扯入督任二經在内也

哉○
再按大絡之義其說不一當以經旨爲正則萬無一失矣難經以陽蹻陰蹻脾之大絡爲十五絡○遺失内經胃之大絡○名曰虛里貫膈絡肺出左乳下○喫緊一段又有以任之屏翳○督之長強并脾之大包○胃之虛里爲十六絡此說不遺内經胃之大絡○名曰虛里似乎有理○然而以陽蹻陰蹻可爲二大絡○則陽維陰維亦可言二大絡矣○以任脉督脉可爲二大絡○則衝脉帶脉○亦可言二大絡矣若然○

則奇經八脉爲八大絡不并十二絡外有八大絡共爲二十絡乎十五絡者爲是十六絡者亦不得爲非也十六絡者爲不是十五絡者亦不得爲是矣嘉言先生又云脾之大包胃之虚里此二大絡確不可易但以陽蹻陰蹻爲二大絡則不可也當是共指奇經爲一大絡也其曰脾之大絡由脾外横貫脇腹統絡諸絡脉於中胃之大絡由胃下直貫膈肓統絡諸絡脉於上更有奇經之一大絡由奇經環貫諸經之絡於周身上下盍十二絡以絡

其經三大絡以絡其絡也先生獨出手眼才識過人然而考之内經只有脾之大絡名曰大包胃之大絡名曰虛里至奇經之一大絡則未見名目恐先生創說也在内經只有脾胃二大絡何得生出許多議論經旨其可乖乎至任脉原名屏翳督脉原名長強亦不得扯入絡名任督二脉有原亦循十二經中各有一原名等耳如肺原太淵大腸原合骨心原神明小腸原腕骨脾原太白胃原衝陽肝原太衝膽原邱墟腎原太谿膀胱原京骨三焦

原陽池絕絡原大陵之類絡之名目且不可拙況
大絡名目乎
奇經八脉歌一首
正經經外是奇經八脉分司各有名後督前任皆在
內衝由毛際腎同行陽蹻跟外膀胱別陰起跟前隨
少陰陽維只絡諸陽脉何謂陰維爲絡陰帶脉圍腰
加束帶不由常度曰奇經
奇經八脉
任脉由會陰而行腹直上咽喉承漿穴止陰脉之海

生養之原○凡二十四穴任脉爲病○苦少腹繞臍下引
橫骨陰中切痛○男子則內結七疝○女子則帶下瘕聚
婦人有餘於氣○不足於血以其月事數下○任衝並傷
故脉不營於口唇○而髭鬚不生
督脉由會陰而行背○自長強循脊○上行貫頂由鼻至
齦交止○陽脉之海○凡二十八穴督脉爲病○苦腰背膝
寒○大人癲○小兒癇○又云從少腹上衝心而痛引前後
爲衝疝○與衝脉同○其女子不孕○癃痔遺溺嗌乾男子
循莖下至篡○與女子等人身中之督脉任脉○猶天地

之子午也。

衝脉者，五臟六腑之海也。與任脉皆起於胞中，又與督脉同起於會陰。骨空論曰：衝脉者，起於氣街，並足少陰經，其在腹也，由横骨而行乎幽門，凡二十二穴。衝脉直衝於胸中，俠臍上行，至胸而散。衝脉為病，苦少腹痛，上搶心，有疝瘕，令人逆氣裏急。

按由横骨而行乎幽門，少陰腎脉也。俠臍左右五分而上行也。又按氣街，陽明胃脉也。俠臍左右二寸而上行也。是衝脉並足少陰腎，又並足陽明經

也明矣

帶脉起於季脇下一寸八分在足少陽經與足少陽會於維道迴繞於身總束諸脉凡四穴帶脉爲病女子苦月水不來陰僻寒令人無子男子苦少腹拘急或失精也一云苦腹滿腰溶溶若坐井中

陽蹻起於足跟中循外踝上行所發之穴生於申脉以附陽爲郄本於僕参與足少陽會於居髎又與手陽明會於肩髃及巨骨又與手足太陽陽維會於臑俞又與手足陽明會於地倉巨髎又與任脉足陽明

會於承漿○又與手足太陽足陽明陰蹻會於睛明○凡二十二穴○陽蹻爲病陰緩而陽急○邪客令人目痛○從內眥始○一云陽急而病則奔狂○

陰蹻亦起於足跟中○循內踝上行生在照海以交信爲郄○直上循陰股○入陰○上循胸裏○入缺盆上出人迎之前○入頄屬目內眥○合於太陽陽蹻而上行女子以之爲經男子以之爲絡陰蹻爲病陽緩而陰急○一云陰急而病則足直○

按循胸裏入缺盆○上出人迎之前入頄是與足陽

明會行者而足陽明又與衝脉會行故二十八難
又曰陰蹻至咽喉交貫衝脉

陽維者起於諸陽之會也若陽不能維則溶溶不能自收持其脉氣所發別於金門以陽交爲郄與手足太陽及蹻脉會於臑俞又與手足少陽會於天髎又會於肩井其在頭也與足少陽會於陽白上於本神及臨泣上至正營循於腦空下至風池其與督脉會則在風府及瘂門凡二十四穴難經曰陽維爲病苦寒熱

陰維者起於諸陰之交也若陰不能維則悵然失志其脉氣所發陰維之郄名曰築賓與足太陰會於腹哀大横又與足太陰厥陰會於府舍期門與任脉會於天突廉泉凡十二穴難經曰陰維爲病苦心疼

問奇經之病亦關營衛否嘉言曰奇經所主雖不同正經之病其關於營衛則一也如陰不能維於陰悵然失志者營氣弱也陰維爲病苦心疼者邪入營而主血也陽不能維於陽溶溶不能自收持者衛氣衰也陽維爲病苦寒熱者邪入衛而主氣

也。陰蹻爲病陽緩而陰急陽病而陰不病也陽蹻爲病陰緩而陽急陰病而陽不病也。此等病多於正病中兼見之。惟識其爲營衛之所受則了無疑惑矣。蓋人身一氣周流無往不貫十二經脉有營衛。奇經八脉亦有營衛奇經附屬於正經界中者。得以同時並注也推之衝脉之縱行也帶脉之橫行也。任脉之前行也督脉之後行也。孰非一氣之所流行耶。一氣流行即得分陰分陽矣。然則營衛之義。亦何往而不貫也哉。

按奇經八脉除任督二脉之外既云内經未嘗言其行度而此又云衝脉有二十二穴帶脉有四穴陽蹻有二十二穴陽維有二十四穴陰維有十二穴者何也不知此乃言其會合之行度而非似任督二經之各自成其一經之行度也所以内經未嘗說破前賢未便繪圖以六脉不過附屬於正經界中得以同時並注也故算穴亦只算十四經得六百六十穴繪圖亦只繪十四經而此六脉不與焉

藏府募俞穴 募乃肉間膜系藏氣結聚之所故曰募俞扁鵲傳作輸循委輸之輸言藏氣之所輸也募皆在腹俞皆在背故難經曰募在陰俞在陽也

中府肺之募在本經巨闕心包募在任脉
章門脾之募在足厥陰期門肝之募在本經
京門腎之募在足少陽天樞大腸募在足陽明
關元小腸募在任脉中脘胃之募在任脉
日月膽之募在本經中極膀胱募在任脉

石門三焦募在任脉

按手少陰心經無募只有十一募也

肺俞三椎下　心俞五椎下　脾俞十一椎下

肝俞九椎下　腎俞十四椎下　厥陰俞四椎下心包

膈俞七椎下　膽俞十椎下　胃俞十二椎下

大腸俞十六椎下　小腸俞十八椎下

膀胱俞十九椎下　三焦俞十三椎下

中膂俞二十椎下　白環俞二十一椎下

按背俞五藏俱有六府俱全外多有膈俞中膂俞

白環俞共有十五俞也

八會穴

中脘任脉穴太倉也六府取稟於胃故曰府會

章門足厥陰穴脾之募也五藏皆稟於脾故曰藏會

陽陵泉足少陽之筋結於此肝主筋膽為之合故曰

筋會

懸鍾足少陽穴諸髓皆屬於骨故曰髓會人能健步

以髓會絕骨也　一云枕骨穴在足太陽經以腦

為髓海在腦後也

膈俞○足太陽穴穀氣由膈達於上焦○化精微爲血之處○故曰血會

大椎○督脉穴肩脊之骨會於此○肩能任重以骨會於大椎也○故曰骨會

太淵○手太陰穴平旦脉會於此○故曰寸口爲脉之大會○

膻中○任脉穴此三焦宗氣所居○是爲上氣海故曰氣會○

九門

飛門。唇也。　戶門。齒也。　吸門。厭會也。

賁門。胃之上口也。　幽門。太倉下口也。

闌門。小腸下口也。　魄門。肛門也。

命門。精血之門。居前陰中。

氣門。溲溺之門。居前陰中。由氣化而出。故名。

同名穴

頭臨泣。足少陽。　足臨泣。足少陽。　腹通谷。足少陰。

足通谷。足太陽。　手三里。手陽明。　足三里。足陽明。

頭竅陰。足少陽。　足竅陰。足少陽。　背陽關。督脉。

足陽關足少陽

井滎俞經合每經各得五穴以應五行

夫人身經脉循水行地中井者若水之源始出也流之尚微者謂之滎水上流下注而流之不息者謂之俞水流過者謂之經經過於此乃入藏府與衆經會者謂之合素問云六經爲川腸胃爲海是也

歌十二首

手大指内太陰肺少商爲井滎魚際太淵之穴號俞原經渠爲經尺澤合

次指陽明曰大腸商井二榮三俞詳合原陽經依穴
取曲池爲合正相當　商陽二間三間合谷陽谿
手小指内少陰心少衝少府井榮尋神門俞穴爲原
穴靈道爲經少海合
手小指外屬小腸少澤爲井前谷榮後谿腕骨是俞
原陽谷爲經少海合
足大指内太陰脾井榮隱白大都推太白俞原商坵
經陰陵泉合要須知
大指次指陽明胃厲兑爲井内庭榮陷谷爲俞衝陽

原解谿爲經三里合○
足大指端厥陰肝○大敦爲井榮行間○太衝俞原都爲
是經在中封合曲泉○
足第四指少陽經○竅陰爲井俠谿榮○俞原臨泣坵墟
穴○陽輔爲經陽陵合○陽陵泉
足掌心中少陰腎○湧泉爲井然谷榮○太谿爲俞又爲
原復溜爲經陰谷合○
足小指外屬膀胱○至陰通谷井榮當○束骨爲俞京骨
原崑崙經合委中央○

中指厥陰心包絡。衝井掌中勞滎索。大陵爲俞本是原。間使爲經曲澤合。

中衝勞宮

無名指外是三焦。關衝爲井液門滎。俞原中渚陽池取。經合支溝天井求。

按臍下腎間動氣者。十二經之根本也。亦曰原、十二經中。皆以俞爲原者、以三焦陽氣通行諸經也。十大抵五藏六府有病者取其原。藏病針俞。府病針合井穴。肌肉淺薄。多不宜針。故内經中每言滎俞、如刺大陵穴者。是瀉相火小心之原也之類。

十二絡名

肺絡列缺○　心絡通里○　脾絡公孫○　肝絡蠡溝○

腎絡大鍾○

大腸絡偏歷○　小腸絡支正○　胃絡豐隆○　胆絡光明○　膀胱絡飛陽○　包絡內關○　三焦絡外關○

按十二經各有一絡○共十二絡○合之脾之大絡○胃之大絡○共十四絡也○絡在外而經在內○故嘉言先生曰○絡者○兜絡之義○即十二經之外城也○大絡者○又外城之通界○皇華出入之總途也○

銓按鍼法、理最玄微、非得至人指教、未敢曰隨手取用、應鍼取效也、銓詳考内經、參合諸家鍼法妙道、雖非口傳心授、其間大槪、亦畧得領會一二、試以拙見意之所到、詳言之、爲鍼法亦互相發明可乎、夫行鍼貴先審穴、明呼吸迎隨之訣、如其病宜取某穴、或左或右、或上或下、或中或頭或手或足、寸尺須要分明、而尤要擇此病中肯之穴者、庶用之足以勝病、然而陰經陽經、取之又有其法、凡陽經多在筋骨之側、必取之骨旁陷下者爲眞、如合谷三里陽陵泉之類、隂經多在膕隙之間、必取之動脉應手者爲眞、如箕門五里太衝之類、鍼製有九、以應陽九之数、鍼義有五、以合五行之用、其體則金也、長短大小、各隨所宜、其勁直象木也、川原壅塞、可決於江河、血氣凝滯、可疏於經絡、其流通象水也、將欲行鍼、先摸其穴、鍼含口內、然後刺之、借我之陽氣、益彼之虛寒、其氣溫象火也、入鍼以按、出鍼以捫、按者鎭其氣道、捫者閉其氣門、其塡補象土也、諸如此類、皆鍼家之要、不可不知者、至禁鍼禁灸、尤當先熟識於胸中、不可臨症有犯、若夫避忌亦甚多端、尊則急病、一時限死、姜公望先生曰、若遇暴卒疾、仍須速急救療、洞達名工、亦不拘拘此法、即如禁灸諸醫雖尊而明堂中、亦許灸一壯至三壯者、故　銓　諒舉太乙四季逐月血忌避忌録之、其他槩不悉録、恐反眩人耳目、生多端疑難也、夫鍼則直刺入其內、是有瀉而無補者、然而內經必分補瀉、說出呼吸迎隨等語、似乎鍼法、非知審穴而便可妄施也、夫用鍼之道、以氣至為主、知虚知實、方可無悞、虚則脉虚、爲癢爲麻、實則脉實、爲腫爲痛、虚則補之、氣至則實、實則寫之、氣去則虚、用補用寫之間、必以呼吸爲準、隨氣下鍼、乃其要也、然下鍼之法、先以左手押撲其處、隨用大指爪重按切掐其穴、以右手置鍼於穴上、凡用補者、令病人咳嗽一聲、隨嗽下鍼、氣出鍼入、初刺入皮、天之分也、少停又刺入肉、人之分也、少停又刺入筋骨、地之分也、鍼分三次而下、補瀉皆然、但分呼吸耳、呼則内鍼補也、鍼已三下、又必静以久留、候氣至爲度、如氣至覺鍼下澁或痛、是謂陽氣隆至也、令病人吸氣一口、將鍼退至人之分、天之分、徐出鍼而急按其穴、使氣不得出、則氣充於內、神存氣留、故謂之補、如鍼下輕滑、不知疼痛、是謂氣之未至、將鍼向內搓轉補之、謂之催氣、如搓線之狀、慢慢轉之、勿令太緊、約五六次、必候病人氣至、覺鍼下稍緊、知痛、方可候吸引鍼、引鍼者、引退其鍼、而漸出人分天分也、故曰下鍼貴遲、太急傷血、出鍼貴緩、太急傷氣也、所謂呼則內鍼、補其虛也、益言呼則氣出、而虛隨而刺其方去、以濟其虛為補也、吸則內鍼瀉也、鍼已三下、又必靜以久留、候氣至為度、如氣至覺鍼下鬆活相安、是謂陰氣隆至也、令病人呼氣一口、將鍼退至人之分天之分、疾出鍼而不閉其穴、使氣去不能復聚、則大邪之氣隨泄而散、經氣以平、故謂之瀉、如鍼下緊澁疼痛不已、是謂氣之未至、將鍼向外撚轉瀉之、亦謂之催氣、必俟病人氣至、覺鍼下鬆活相安、方可候呼引鍼、由引而漸退至人分天分也、故曰病勢既

退、鍼氣必鬆、病勢未退、鍼氣固澁也、所謂吸則内
鍼、瀉其實也、益言吸則氣入而盛、迎而刺其方來、
以奪其實爲瀉也、大抵用鍼之妙、貴在審氣、氣至
速者效亦速、而病易痊、氣至遲者效亦遲、而病難
愈、候氣不至、必死無疑、此因氣可知吉凶也、嗟夫
神聖鍼法、不外審穴迎隨二者、然自漢代仲景而
後、已嘆失其傳矣、雖有内經諸公註解、亦不過因
遺文以究其義、精研細思、而識其梗概耳、然而機
生於熟、法生於熟、巧生於熟、精思百煉自有領會

逢源之趣銓生也晚安得起諸公而面訂之也耶、嘻微矣、

同身寸說

同身寸者謂同於人身之寸尺也人之長短肥瘦各自不同而穴之横直寸尺亦不能一如今以中指同身寸法一槩混用則人瘦而指長人肥而指短豈不謬誤故頭必因於頭腹必因於腹背必因於背手足必因於手足總其長短大小而折中之庶得謂之同身寸法

中指同身寸法

以男左女右手取中指中節横紋上頭盡處比爲一

寸凡手足背部橫寸無折法之處乃用此法其他不必混用

頭部取穴折法

以前髮際至後髮際折爲一尺二寸如髮際不明則取眉心直上後至大杼骨折作一尺八寸此爲直寸橫寸以眼内角至外角此爲一寸頭部直橫寸法並依此

督脉神庭至太陽曲差曲差至少陽本神本神至陽明頭維各開一寸半自神庭至頭維共開四寸

半

胸腹取穴折法

直寸以中行爲主自缺盆中天突穴起至歧骨際上中庭穴止折作八寸四分自髃骭上歧骨際下至臍心折作八寸臍心下至毛際曲骨穴折作五寸橫寸以兩乳相去折作八寸胸腹直橫寸法並依此

背部取穴折法

自大椎至尾骶通折三尺上七節長一寸四分一厘中七節長一寸六分一厘下七節長一寸二分六厘

總共二尺九寸九分六厘不足四厘者有零未盡也

直寸依此横寸用中指同身寸法

脊骨内澗一寸凡云第二行夾脊一寸半三行夾脊三寸者皆除脊一寸之外論也

脊骨二十四節今云二十一節者除項骨三節不在内尾骶骨男子者尖女子者平

脊骨第十四節與臍平

按人身自頭至足兩手腹背俱有一定寸尺如云頭之大骨圍二尺六寸胸圍四尺五寸腰圍四尺

二寸等語此皆骨度篇古數也景岳亦曰骨之大者有太過小者有不及以古寸尺合今用上下穴法參較多有未合宜隨人之大小而爲盈縮庶盡其善骨度篇之古數亦不過言其則耳用則宜遵折法爲當是編所以未録骨度篇等語姜公望廣博經絡僅以中指同身寸法爲則槩用周身其去周身之眞穴也遠矣抑去景岳之明眼也遠矣

器之絲

二十三

禁鍼穴歌計三十一穴

禁鍼穴道要先明腦户顖會及神庭絡却玉枕角孫穴顱息承泣隨承靈神道靈臺膻中忌水分神闕并會陰横骨氣衝手五里箕門承筋及青靈乳中上臂三陽絡二十三穴不可鍼孕婦不宜鍼合骨三陽交内亦通論石門鍼灸應須忌女子終身無妊娠外有雲門并鳩尾缺盆客主人莫深肩井深時人悶倒三里急補人還平

禁灸穴歌計四十七穴

禁灸之穴四十七○承光瘂門風府逆○睛明攢竹下迎香○天柱素髎上臨泣○腦户耳門瘈脉通○禾髎顴髎絲竹空頭維下關人迎等○肩貞天牖心俞同○乳中脊中白環俞○鳩尾淵腋如周榮○腹哀少商并魚際○經渠天府及中衝○陽池陽關地五會○漏谷陰陵條口逢○殷門申脉承扶忌○伏兎髀關連委中○陰市下行尋犢鼻○諸穴休將艾火攻○

鍼灸諸則

一凡諸病之作皆由氣血壅滯不得宣通鍼以開導

之灸以温煖之治畢須好將護忌生冷醋滑等物否則必反生他疾

銅人鍼灸曰黃帝内經靈樞經甲乙經云太一人神避忌鍼灸與夫逐日人神所在十干人神所在十二支人神所在十二時人神所在血忌刺血凡此皆不宜鍼灸若遇暴卒之疾仍須急速救療洞達名工亦不拘拘此法即如禁灸諸醫未愈明堂中亦許灸一壯至三壯

按鍼灸避忌之説要人當知王氣所在刺則恐傷

其王氣也然而急病當前其能姑待守經達權在醫之明通可耳

太一人神避忌歌

立春艮上起天留戊寅己丑左足求春分左脇倉門震乙卯日見定爲仇立夏戊辰己巳巽陰洛宮中左手愁夏至上天丙午日正値膺喉離首頭立秋右手當玄委戊申己未坤上遊秋分倉果西方兌辛酉遂從右脇求立冬右足加新洛戊戌己亥乾位收冬至坎方臨叶蟄壬子丁腰尻下竅流五藏六府并臍腹招

搖諸戊己中州

四季人神禁忌

春秋左右脇冬夏在腰臍四季人神處針灸莫施行

逐月血忌

血忌正牛二月羊三當避虎四猴鄉五兔六鷄皆可畏七龍八狗正剛強九在蛇宮十在亥十　偏嫌馬伏藏十二月中逢鼠位是名血忌必須防

奇俞穴論

銓按奇俞不立經穴名目而另取一穴名與十四經穴名不同似乎經穴於六百六十之外必有缺陷必可增減否則正經何以無此名目也抑知昔賢另立名目以各有心傳妙用別其名而不說出經穴耳又有時但立取法不指穴名如崔氏四花騎竹馬灸之類是皆有經穴在非云缺陷非云增減也須識此意叅合奇俞穴法原與正經穴名是二是一相輔而行真取用無窮矣

奇俞類集主治穴

頭面部

前神聰　去前頂五分自神庭至此穴共四寸

主治中風風癇灸三壯

後神聰　去百會一寸

主治中風風癇灸三壯

髮際　平眉上三寸

主治頭風眩暈疼痛延久不愈灸三壯

印堂　在兩眉中間

神農鍼經曰治小兒急慢驚風可灸三壯艾炷如小麥

玉龍賦曰善治驚慉

海泉 在舌下中央脉上

主治消渴鍼出血

左金津 右玉液 在舌下兩旁紫脉上

主治消渴口瘡舌腫喉痺三稜鍼出血

陽維 在耳後引耳令前絃筋上是穴

千金云耳風聾雷鳴灸陽維五十壯

鼻交頞中

千金翼云主治癲風角弓反張羊鳴大風青風面風如蟲行卒風多睡健忘心中憒憒口禁卒倒不知人黃疸急黃此一穴皆主之鍼入六分得氣即瀉留三呼五吸不補亦宜灸然不及鍼慎酒麪生冷醋滑猪魚蒜蕎麥漿水

機關　在耳下八分近前

千金翼云凡卒中風口噤不開灸機關二穴五壯即愈

脣裏穴

主治馬黄黄疸　千金翼云脣裏正當承漿邊逼

齒齗鍼三鋥

夾承漿穴

主治馬黄急疫　千金翼云夾承漿兩邊各一寸

鷩口　在口吻兩邊鷩口處赤白肉際

千金翼云主治狂風罵詈撾斫人名爲熱陽風灸

鷩口各一壯　又治狂邪鬼語灸十五壯　又治

小兒大小便不通灸口兩吻各一壯

顳顬

主治疸氣溫病　千金翼云顳顬在眉眼尾中間上下有來去絡脉是鍼灸之所

耳上穴　千金翼云治癭氣灸風池及耳上髮際各百壯千金作兩耳後髮際

當陽

當瞳子直入髮際內一寸去臨泣五分是穴

主治風眩鼻塞灸三壯

魚尾　在目眥外頭

玉龍賦云兼睛明太陽治目證

龍頷　在鳩尾上一寸半

千金翼云主心痛冷氣上灸百壯勿鍼

乳上穴　千金翼云治乳癰妬乳以繩度口横度以

度從乳上行灸度頭二七壯

通谷　在乳下二寸

千金云心痛惡氣上脇痛急灸五十壯

魂舍　在夾臍兩邊相去一寸

千金云主小腸洩痢膿血灸百壯小兒減之

肋頭　千金翼云治瘕癖患左灸左患右灸右第一

屈肋頭近第二肋下即是灸處第二肋頭近第三肋下向肉翅前亦是灸處初日灸三壯次日五壯後七壯周而復始至十止惟忌大蒜餘不忌

肋罅 千金翼云治飛尸諸注以繩量病人兩乳間中屈之乃從乳頭向外量使當肋罅於繩頭盡處是穴灸隨年壯千金云三壯或七壯男左女右又云凡中尸者飛尸遁尸風尸尸注也其狀皆腹脹痛急不息氣上衝心胸兩脇或踝踴起或攣引腰脊灸乳後三寸男左女右可二七壯如不止多

其壯數愈

長谷　在夾臍相去五寸一名循際

千金云主治下痢不嗜食食不消灸五十壯三報之

腸遺　俠中極旁相去二寸半

千金云治大便難灸隨年壯

肓募　千金云以乳頭斜度至臍中乃屈去其半從乳下量至盡處是穴主治結氣囊裏鍼藥所不及者灸隨年壯

脇堂 在腋下骨間陷中舉腋取之
主治胸脇氣滿噦噫喘逆目黃遠視䀮䀮可灸五
壯

後腋下穴 千金云治頸漏灸背後兩邊腋下後文
頭隨年壯

腋下穴 千金翼云噦噫膈中氣閉塞灸腋下聚毛
下附肋宛宛中五十壯神良

胞門 子户 氣門
千金翼云子藏門塞不受精妊娠不成若墮胎腹

痛漏胞見赤灸胞門五十壯關元左邊二寸是也右邊名子户若胞衣不出及子死腹中或腹中積聚皆鍼入胞門一寸又云胎孕不成灸氣門穴在關元旁三寸各五十壯又云漏胎下血不禁灸百壯

脊背五穴　千金翼云治大人癲小兒癇灸背第二椎下及下窮骨尖二處乃以繩度量上下中折復量至脊骨上點記之共三處畢復斷此繩取其半者爲三折而參合如△字以上角對中央一穴其

下二角正夾脊兩邊同灸之凡五處也各百壯

濁浴　千金翼云俠膽俞旁行相去五寸名濁浴

主治胸中膽病恐畏多驚少力口苦無味灸隨年壯

巨闕俞　千金翼云第四椎名巨闕俞

主胸膈中氣灸隨年壯

督俞　在第六椎下兩旁相去各二寸禁鍼可灸一名高盖

氣海俞　在第十五椎下兩旁相去各二寸刺三分

留六呼可灸

關元俞　在第十七椎下兩旁相去各二寸刺三分留六呼可灸

主治瀉痢虛脹小便難婦人瘕聚諸疾

腰眼　此穴諸書所無而諸家必用載之云其累試累驗

主治諸勞瘵已深之難治者於癸亥日二更盡入三更時令病人平眠取穴

一傳治傳屍癆瘵以致滅門絕户者有之此症因

寒熱煎作血凝氣滯有化而爲蟲者内食臓府每致傳人百方難治惟灸可攻其法於癸亥日二更後將交夜半乃六神皆聚之時勿使人知令病者解去下衣舉手向上略轉後些則腰間兩旁自有微陷可見是名鬼眼穴即俗所謂腰眼也正身直立用墨點記然後上床合面而卧用小艾炷灸七壯或九壯十一壯尤好其蟲必於吐瀉中而出燒燬遠棄之可免傳染此比四花等穴尤易且效

千金翼云治腰痛灸腰目窌在尻上約左右又云

在腎俞下三寸夾脊兩旁各一寸半以指按陷中主治消渴景岳曰此二說者似皆指此穴

夾脊穴　肘後云此華佗法

千金翼云治霍亂轉筋令病人合面卧伸兩手着身以繩橫牽兩肘尖當脊間繩下兩旁相去各一寸半所灸百壯無不差者

下極俞　千金翼云第十五椎名下極俞主治腹中疾腰痛膀胱寒飲澼注下灸隨年壯

十七椎穴　千金翼云轉胞腰痛灸五十壯

廻氣　在脊窮骨上赤白肉下
主治五痔便血失屎灸百壯
千金翼云若灸窮骨惟多爲佳

身交　在少腹下横文中當臍孔直下
千金翼云白崩中灸少腹横文一百壯及治胞落
癩須三報之　又治大小便不通　又治尿牀者
可灸七壯

横骨　千金翼云婦人遺尿不知時出灸横骨當陰
門七壯　又治癩疝在横骨兩旁夾莖灸之

泉陰　在横骨旁三寸

千金翼云治癩卵偏大灸泉陰百壯三報之

陰囊下横文　在囊下第一横理

千金翼云主治風氣眼反口噤腹中切痛灸十四壯

陰莖　千金翼云治卒癲病灸陰莖上宛宛中三壯得小便通即瘥當尿孔上是穴　又云灸陰莖頭三壯

四支部

大骨空　在手大指第二節前尖上屈指當骨節中灸二七壯禁鍼

主治內瘴久痛及吐瀉

拳尖　在中指本節前骨尖上握拳取之

主治風眼翳膜疼痛患左灸右患右灸左炷如小麥

五虎　在手食指無名指背間本節前骨尖上各一穴握拳取之

主治手指拘攣

中魁　在手中指第二節前骨尖上屈指得之

捷法又云在手腕中上側兩筋間陷中灸二七壯

景岳曰此益以陽谿言也用者辨之

主治五隔反胃

手中指第一節穴

千金云牙齒疼灸兩手中指背第一節前有陷中

七壯下火立愈

中泉　在手腕外間陽池陽谿中間陷中灸七壯

主治胸中氣滿不得卧肺脹滿膨膨然目中白翳

掌中熱胃中氣上逆唾血及心腹中諸氣痛
手掌後臂間穴
千金云治疔腫灸掌後橫文後五指許男左女右七壯郎驗已用得效　又云治男牙疼以繩量自手中指頭至掌後第一橫文折爲四分乃復自橫文比量向後於臂中盡處兩筋間是穴灸三壯隨左右灸之兩患者灸兩臂至驗
虎口　小兒脣緊灸虎口男左女右七壯又兼灸承漿三壯　又治煩熱頭疾刺入三分　又治心痛

灸兩虎口白肉際七壯

手足髓孔　千金翼云手髓孔在腕後尖骨頭宛宛中景岳曰此當是下踝前也脚髓孔在足外踝後一寸主癈退風半身不遂可灸百壯

兩手研子骨　千金翼云豌豆瘡灸兩手腕研子骨尖上三壯男左女右

河口　千金翼云狂走驚癇灸五十壯在手腕後陷中動脉此與陽明同也　景岳曰按此當是手陽明陽谿之次

肘尖　千金翼云治腸癰屈兩肘尖頭骨各灸百壯
則下膿血者愈　又云正灸肘頭銳骨

膝眼　在膝頭骨下兩旁陷中刺五分禁灸
主治膝冷痛不已昔有人膝痛灸之遂致不起以
犯禁也　玉龍賦云兼髖骨治脚腿重痛
銓按膝眼即犢鼻穴也犢鼻本是禁灸是以灸之
遂致不起髖骨者尻臀也兩股之間也

髖骨　在膝蓋上梁丘旁外開一寸
主治兩脚膝紅腫痛寒濕走注白虎歷節風痛腿

了風痛舉動不得

風市　在膝上七寸外側兩筋間又取法令正身平立直垂兩手著腿當中指頭盡處陷中是穴鍼五分灸三五壯　千金云病輕者不可㶣百壯重者灸五六百壯

主治腰腿痠痛足脛麻頑脚氣起坐艱難先寫後補風痛先補後寫此風痺冷痛之要穴

玉龍賦云兼陰市能驅腿脚之乏力

神農經云治偏風半身不隨兩脚疼痛灸三七壯

交儀穴　千金云婦人漏下赤白月水不利灸之在
内踝上五寸
營池四穴　千金云婦人漏下赤白灸三十壯在内
踝前後兩邊池上脉一名陰陽
漏陰穴　千金云婦人漏下赤白四肢痠削灸三十
壯穴在内踝下五分微動脉上
足太陰　太陽穴　千金云婦人逆産足先出刺太
陰入三分足入乃出鍼穴在内踝後白肉際骨陷
宛宛中　又胞衣不出刺太陽入四分在外踝後

一寸宛宛中景岳曰按此或即崑崙穴也

足踝　千金云小兒重舌灸左足踝上七壯又云灸兩足外踝上三壯　又治齒疼灸外踝上高骨前交脉上七壯　又治轉筋十指拘攣灸足外踝骨上七壯　又治反胃吐食灸內踝下稍向前有穴三壯外臺秘要云向前一指

外踝尖　在外踝尖上三壯　主治外轉筋可灸七壯或刺出血　按此當是足外踝尖上

足內踝尖　主治下牙疼內廉轉筋脚氣寒熱灸七

壯或鍼出血

承命　在內踝後上行三寸動脉中

主治狂邪驚癇灸三十壯一曰七壯

足踵　灸湧泉三七壯主治霍亂轉筋如不止灸足踵聚筋上白肉際七壯立愈

足大指橫文穴　三毛中

千金翼云治卒中惡悶熱毒欲死灸足大指橫文隨年壯　又治陰腫欲潰困僾灸五壯亦隨年壯

又治癩卵疝氣灸三壯　又治癩疝灸足大指內

側去端一寸白肉際隨年壯甚驗若雙㿗灸兩處
又治㿗疝卵腫如瓜入腹欲死灸足大指下橫文
中隨年壯即腫邉灸之神驗　又治老少大便失
禁灸兩脚大指去甲一寸所三壯　又治卒癲病
灸聚毛中七壯　又治鼻衄時癢劇者百壯并主
陰腫　又治久魘不醒者灸兩足大指聚毛中二
十一壯

獨陰　主治乹嘔吐小腸疝氣死胎胎衣不下

景岳曰按捷法云即至陰穴當是足小指也

手足大指爪甲穴　千金翼云治卒中邪魅鼻下人中及手足大指爪甲令艾炷半在爪上半在肉上灸七壯不止二七壯炷如雀矢　又治小便數而少且難男輒失精此方甚驗　又治㿗病陰腫令並足合灸兩爪端方角上七壯　又秦承祖灸鬼法名鬼哭穴以兩手大指相並縛定用艾灸兩甲後連肉四處著火一處無火則不效灸七壯或二七壯取足者又名足鬼眼用治㿗癇夢魘鬼擊灸之大效亦治五癇呆癡及傷寒發狂等症

千金方十三鬼穴

百邪所爲癲狂病鍼有十三穴須認凡鍼之用先鬼宫次鍼鬼信無不應一一從頭逐一求男從左起女從右一鍼人中鬼宫停左邊下鍼右出鍼二鍼手大指甲下穴名鬼信刺三分三鍼足大指甲下名曰鬼壘二分深四鍼掌上大陵穴入寸五分爲鬼心五鍼申脉名鬼路火鍼三下七鋥鋥六卻又尋大椎上入髮一寸名鬼枕七刺耳垂下五分名曰鬼牀鍼要温八鍼承漿名鬼市從左出右君

須記九鍼間使鬼路上十鍼上星名鬼堂十一陰下縫三壯玉女門頭爲鬼藏十二曲池名鬼臣火鍼仍要七鋥鋥十三舌頭當舌中此穴是名爲鬼封手足兩邊相對刺若逢孤穴只單通此是先師真妙訣猖狂惡鬼走無蹤

扁鵲曰百邪所病鍼有十三穴凡刺之法先從鬼宮次鬼信次鬼壘又次鬼心不必盡鍼止五六穴即可知矣若邪蠱之精便自言說論其由來往驗有實立得精靈未必須盡其命求去許之男左女

右起鍼若數處不言便當徧刺依訣而行之

崔氏四花六穴○

凡男女五勞七傷○氣血虛損○骨蒸潮熱○咳嗽痰喘○

五心煩熱○四肢困倦羸弱等症並宜治之○

先一次取二穴○

其法令患人平身正立○取一細繩○約三四尺蠟之○

勿令伸縮○乃以繩頭與男左女右足大指端比齊○

令其順脚心至後跟踏定○却引繩向後從足跟足

肚○貼肉直上比至膝彎曲膕中大橫文截斷○次令

病者平身正坐。解髮分頂中露頭縫。取所比蠟繩一頭齊鼻端按定。引繩向上。循頭縫項背貼肉垂下。至繩頭盡處。以墨記之。此非灸穴。別又取一小繩。令患人合口。將繩雙摺。自鼻柱根按定。左右分開。比至兩口角。如人字樣截斷。却將此繩展直取中。橫加於前記脊背中墨點之上。其兩邊繩頭盡處以墨記之。此第一次應灸二穴。名曰患門。若婦人足小者。難以爲則。當取右臂自肩髃穴起。以墨點記。伸手引繩向下。比至中指端截斷。以代量

足之法○庶乎得宜

中一次取二穴○

其法令患人平身正坐○稍縮臂膊取一攔繩繞項後○向前雙垂頭與鳩尾尖齊○雙頭一齊截斷却翻繩頭向後○將此繩中摺處○正按結喉上其繩頭下垂脊間處○以墨記之○此非灸穴○又取一小繩○令患人合口○橫量兩口吻截斷還加於脊上墨點處○橫量如前於兩頭盡處點記之此是第二次應灸兩穴○郎四花之左右二穴也○

前共四穴○同時灸之○初灸七壯○或二七○或三七壯○以至百壯爲妙○候灸瘡將瘥○或火瘡發時又依後法灸二穴○

後一次取二穴○

以第二次量口吻短繩○於第二次脊間墨點處○對中直放務令上下相停○於繩頭盡處以墨記之此是灸穴○即四花之上下二穴也

右共六穴○宜擇離日火日灸之○灸後百日內○宜慎房勞思慮○飲食應時寒暑得中將養調護○着瘡愈

後○仍覺未瘥○依前再灸無不愈者○故云累灸至百壯○但脊骨上兩穴○不宜多灸凡一次只可三五壯○多則恐人倦急○若灸此六穴○亦宜灸足三里○寫火方妙○

景岳曰○按灸脊旁四穴○上二穴○近五椎心俞也下二穴○近九椎肝俞也○崔知悌不指穴名○而但立取法○益欲人之易曉耳

騎竹馬灸法○

主治一切癰疽惡瘡發背婦人乳癰皆可治之

量法用薄篾一條以男左女右手臂腕中自尺澤穴橫文起比至中指端齊肉盡處截斷爲則却用竹杠一條令患人脫去上衣正身騎定使兩人前後杠起令病人脚不着地仍令二人扶之勿使搖動却將前所量篾從竹杠坐處尾骶骨下着杠比起貼脊直上至篾盡處點記之此是取中非灸穴也更用薄篾量手中指用同身寸法取定二寸平放於脊中墨點上各開一寸是穴灸五七壯一日疽發於左則灸右疽發於右則灸左甚則左右皆

灸○益此二穴乃心脉所過之處凡癰疽皆心火留滯之毒○灸此則心火流通而毒散矣○有起死回生之功○屢試屢驗

痞眼穴○　專治痞塊○於十三椎下各開三寸半○多灸左邊如左右俱有則俱灸之○　又法用稈心量患人足大指○齊量至足後跟中住將此稈從尾骶骨尖○量至稈盡處兩旁各開一韭葉許○在左灸右○在右灸左○灸七壯神效○　又法於足第二指岐右處○灸五七壯○患左灸右患右灸左○灸後一晚夕覺腹

中響動者是驗蓋此即内庭穴也
肘尖穴治瘰癧在左灸右在右灸左如初生時男左女右灸風池尤妙　又法用稈心比患人口兩角爲則摺作兩段手腕窩中量之上下左右四處盡頭是穴灸之亦效
番胃穴　灸兩乳下一寸或内踝下三指稍斜向前是穴
腸風諸痔穴　十四椎下各開一寸年深者最效
一痔瘡突出疼痛坐立不便先用韭菜洗淨以沸

湯煎於瓦木器內薰之通手沃洗即愈如未消用生姜切薄片放在痔上以艾作炷於上灸三壯出黃水自消若肛門有三兩個三五日後如前法逐一灸之屢效

泄瀉三五年不愈穴　灸百會穴五七壯即愈有灸至二三十壯而愈者　產後子腸不收灸百會穴三五壯即上如神

泄瀉日久垂死穴　無論大小一切但於天樞氣海中脘灸五七壯神效無比

霍亂已死氣舍穴　看腹中尚有暖氣即以炒乾塩納滿臍中以艾灸不計其數

此穴在諸家俱不言灸只云禁鍼銅人云宜灸百壯有徐平者卒中不省得桃源爲灸臍中百壯始甦更數月復不起鄭糾云有一親卒中風醫者灸五百壯而生後年逾八十向使徐平灸至三五百壯安知其不永年耶故此穴之灸須塡細鹽然後灸之以多爲良也若灸多不惟愈疾亦且延年灸火則時或暫愈後恐復發必難救矣但夏月人神

在臍乃不宜灸　此穴主治陰症腹中虚冷傷憊腸鳴泄瀉不止水腫鼓脹小兒乳痢不止腹大風癇角弓反張脱肛等症　又治婦人血冷不受胎者灸此永不脱胎　千金云灸三壯治淋病　又云并治脹滿

灸癧秘法穴　令患人仰卧、以線量兩乳中間、折其半、從乳比至下頭線盡處是穴、男左女右灸之、此法云無分新久、　式樣

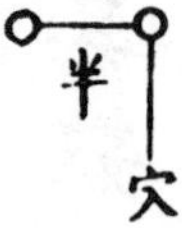

又治癧如神、令病人跣足、於平正處、並脚立、用繩一條、自脚板周匝

截斷、却於頸前繫過項背上兩繩頭盡處脊骨中是穴、先點記、待將發、急以艾灸三七壯、寒熱頓止、此法曾遇至人傳授、妙不可言、名曰背藍穴也、

膏肓俞穴　主治百病無所不療胎前產後可灸二七至七七壯

百證賦云兼魄户治勞瘵傳尸

靈光賦云治背脊痛風勞一切

乾坤生意云兼陶道身柱肺俞治虛損五勞七傷緊要之穴

取穴法令病人兩手交在兩髆上灸時亦然胛骨遂開其穴立見以手指摸索第四椎下兩旁各三寸四肋三間之中按之痠疼是穴灸至千壯少亦七七壯取此穴當除第一椎小骨不筭若連此椎筭之當在五椎下兩旁共折七寸分兩旁按有痠疼處乃是真穴　一云灸後當灸足三里以引火實下　論曰昔在和緩不救晉侯之疾其云膏之上肓之下即此穴也人不能求得此穴所以宿病難遺若能用心此方便灸無疾不愈出千金外臺

上

又法如其人骨節分明則以椎數爲準若脊背肌厚骨節難尋須以大椎至尾骶量分三尺折取之或以平臍十四椎命門爲則逐椎分寸取之則穴無不真然取大椎之法除項骨三節不在內然人亦有項骨短而無可尋者當以平肩之處爲第一椎以次求之可無差也

卷一

十四經圖

調經論曰。風雨之傷人也。先客於皮膚。傳入於孫絡。孫絡滿則傳入於絡脉絡脉滿。則輸於大經脉血氣與邪。並客於分肉腠理之間。其脉堅大。而病乃生然其要。則在於營氣衛氣焉。夫營氣者。陰氣也水穀之精氣也。其精氣之行於經者爲營氣。隨宗氣而行於十二經隧之中衛者。陽氣也水穀之悍氣也。其浮氣之慓疾滑利。而不循於經者爲衛氣不隨宗氣而自行於各經皮膚分肉之間。是二氣者一曰脉中脉外。

而有清濁之分。故曰陰陽相隨。內外相貫如循環之無端舍是而言經絡。是不知有經絡矣。然則營衛之義。其包舉乎通體而莫之能外者誠不可一有偏勝也。一有偏勝則經絡爲之阻隔。其禍可勝言哉。故善養營衛者。經絡次之營衛爲先知斯義者。入於神聖矣

前面頸穴總圖

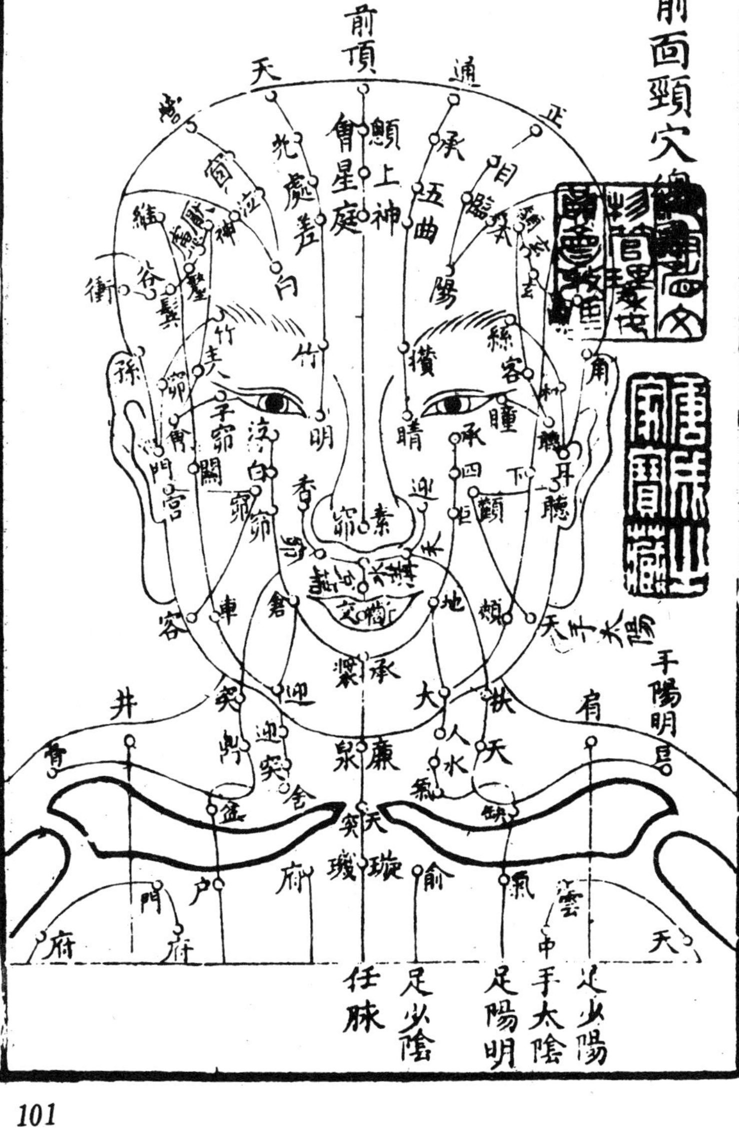

前後頸面頸項圖

後頭項穴總圖

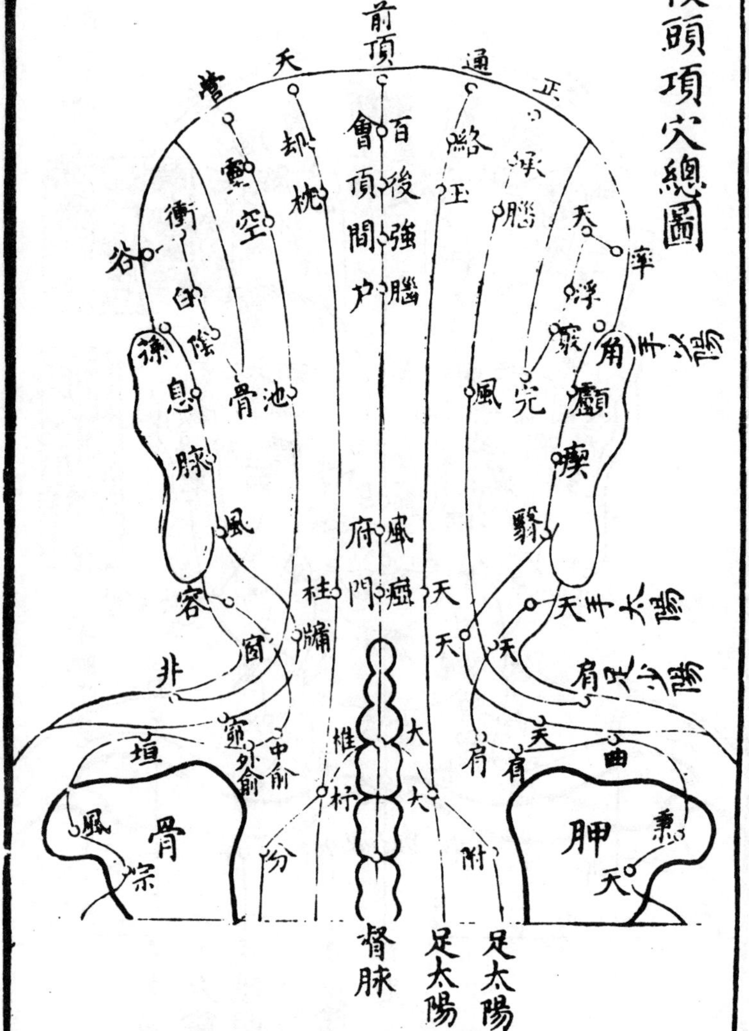

胸腹總圖

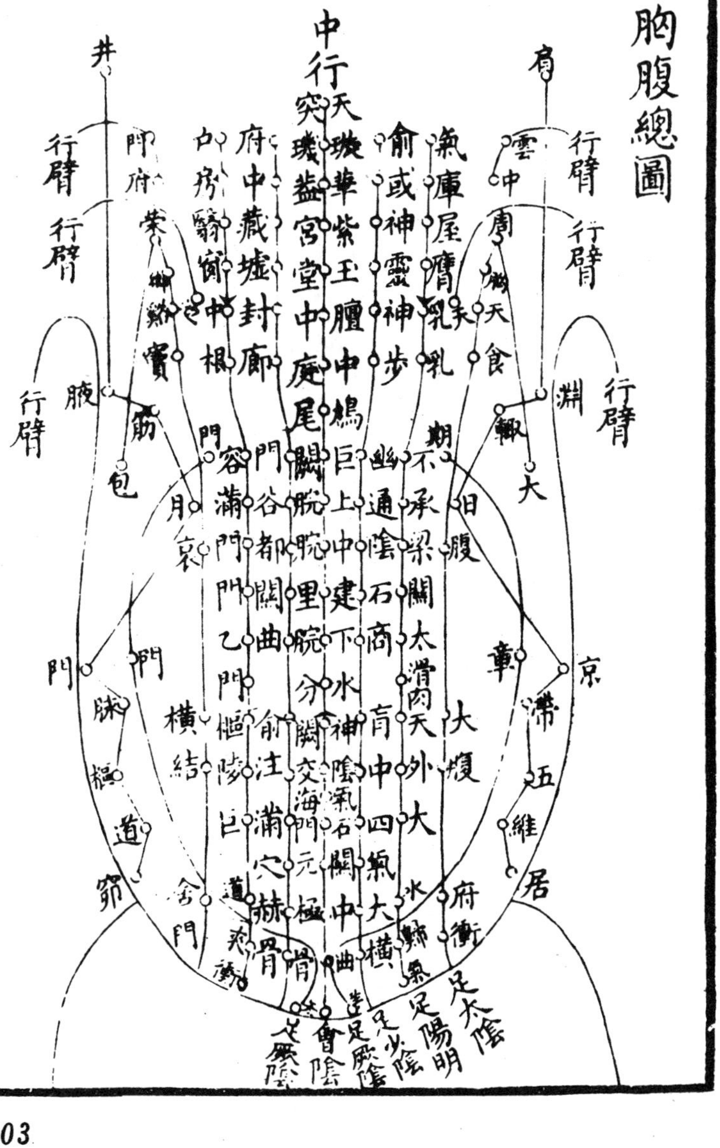

背部總圖

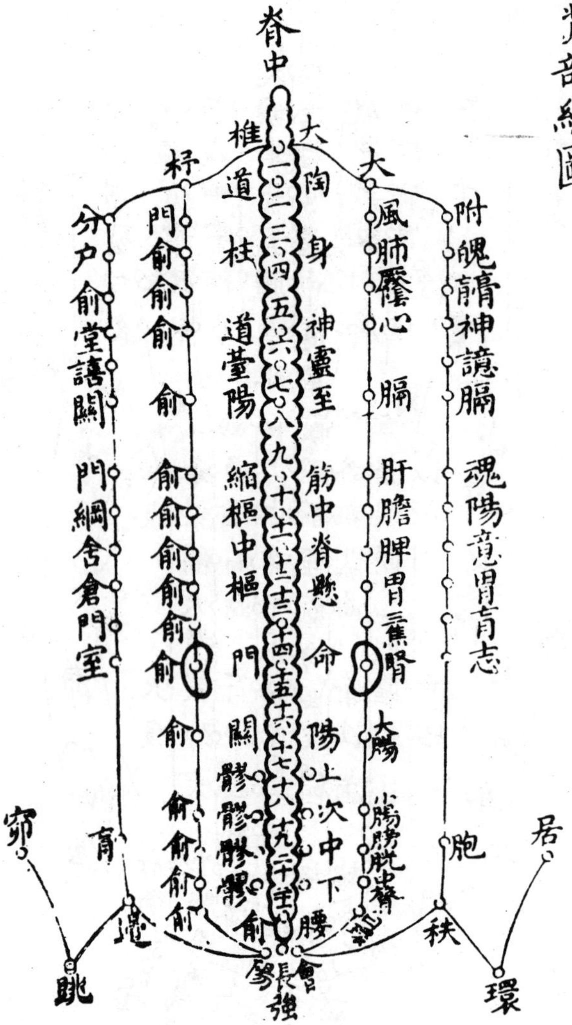
附魄膏神譩膈魂陽意胃肓志
胞
居
環
秩
大風肺厥心膈肝膽脾胃三焦腎大腸小腸膀胱中膂白環
大陶身神靈至筋中脊懸命陽上次中下腰會
一二三四五六七八九十十一十二十三十四十五十六十七十八十九二十二十一
脊中
椎道柱道臺陽縮樞中樞門關髎髎髎髎俞長強
杼門俞俞俞俞俞俞俞俞俞俞俞俞俞俞俞俞
分户俞堂譆關門綱舍倉門室肓邊
窌
跳

側頭肩項總圖

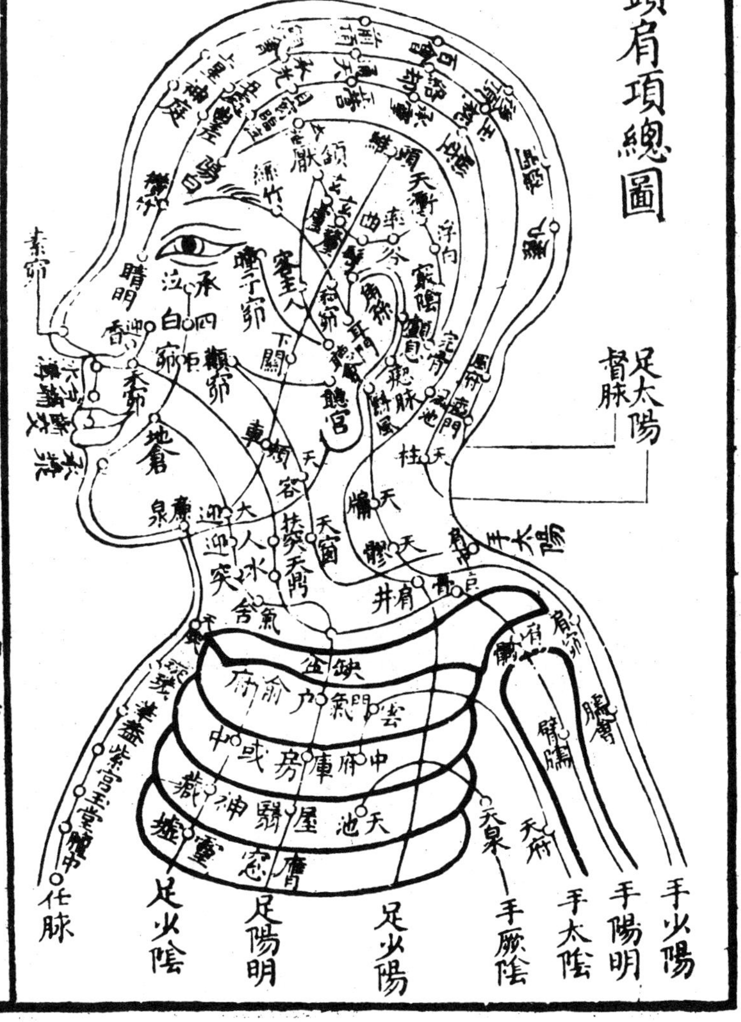
素髎
睛明
承泣
四白
迎香
巨髎
顴髎
下關
聽宮
地倉
頰車
天容
大迎
廉泉
人迎
水突
扶突
天窗
天鼎
氣舍
天突
肩井
巨骨
天柱
天牖
缺盆
氣戶
庫房
屋翳
膺窗
天池
天泉
天府
臑會
足太陽督脈
手太陽
任脈
足少陰
足陽明
足少陽
手厥陰
手太陰
手陽明
手少陽

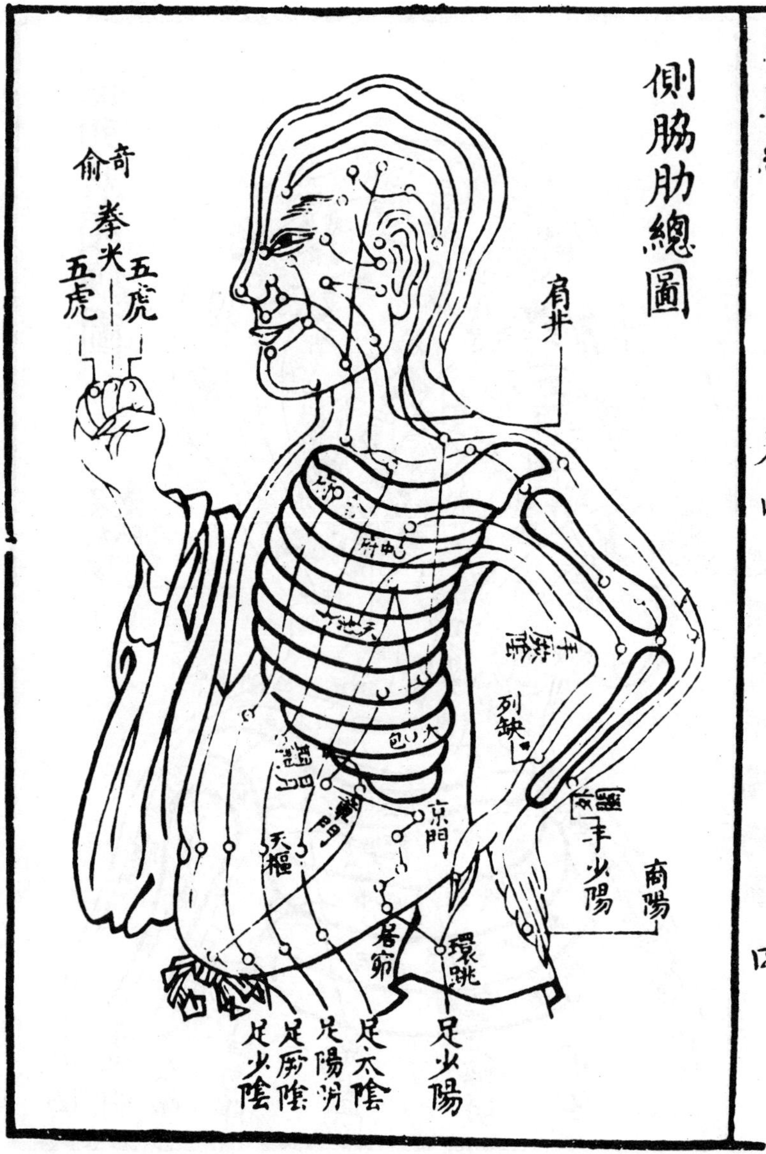
側脇肋總圖
奇俞
拳尖
五虎
五虎
肩井
中府
天池
手厥陰
列缺
大包
京門
天樞
居髎
環跳
手少陽
商陽
足少陰
足厥陰
足陽明
足太陰
足少陽

陰手總圖

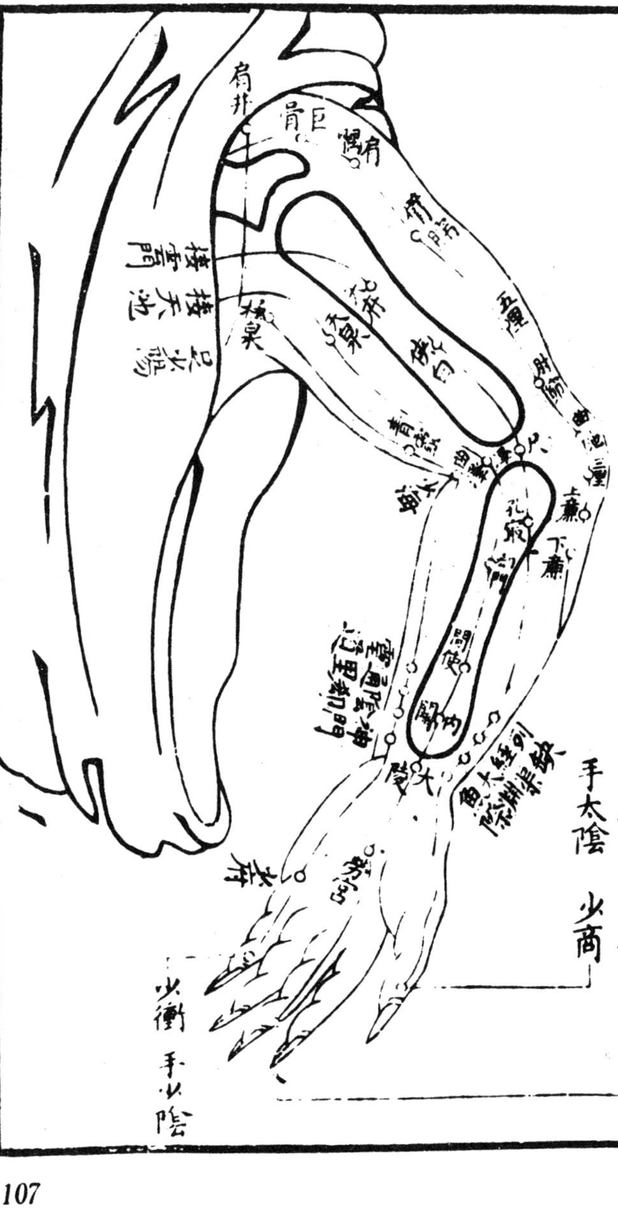

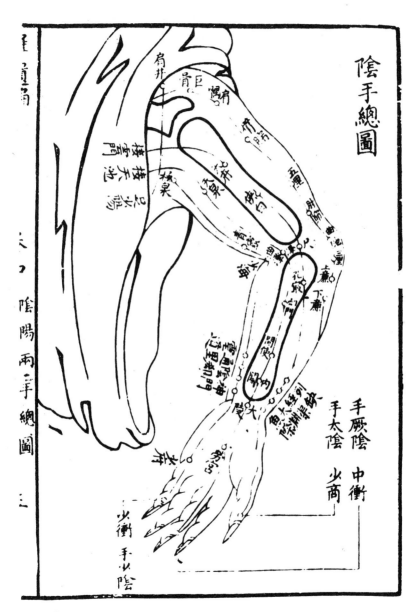

陽手總圖

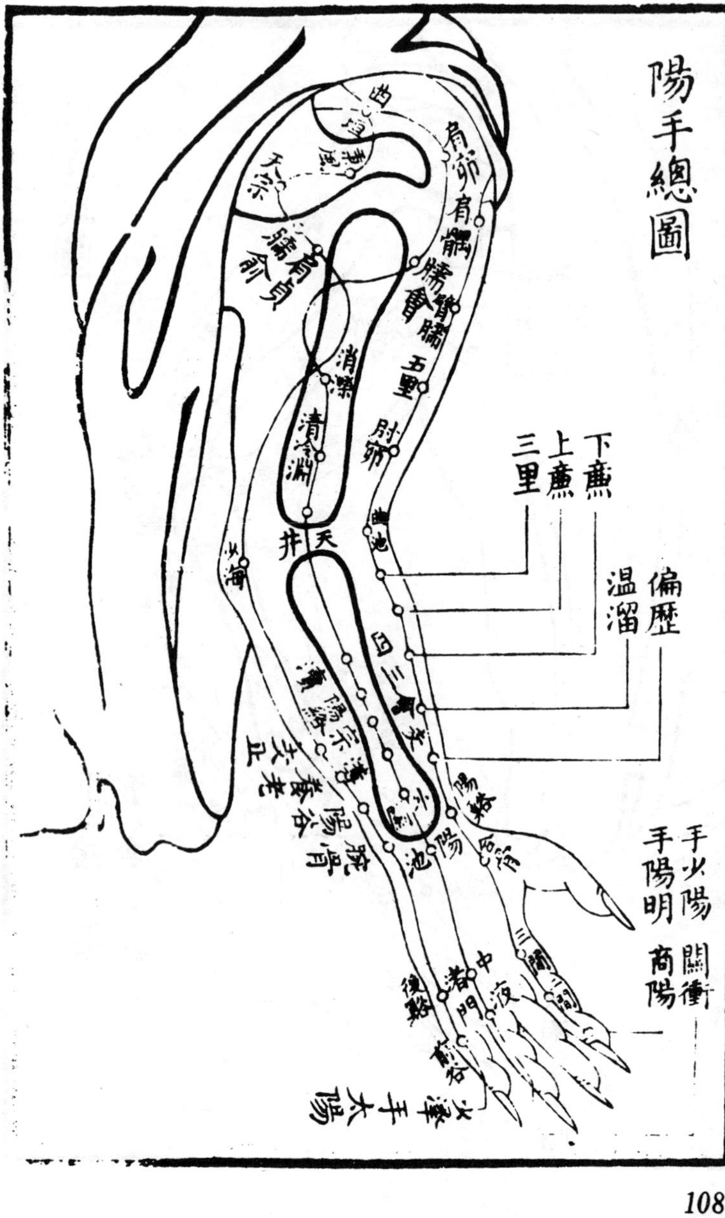

手少陽 關衝
手陽明 商陽
手太陽 少澤
下廉
上廉
三里
偏歷
温溜
天井
清冷淵
消濼
肩髃
肩髎
臑會
臑俞
肩貞
天宗
秉風
五里
肘髎
曲池
小海
陽谿
陽池
腕骨
陽谷
養老
中渚
液門

陰足總圖

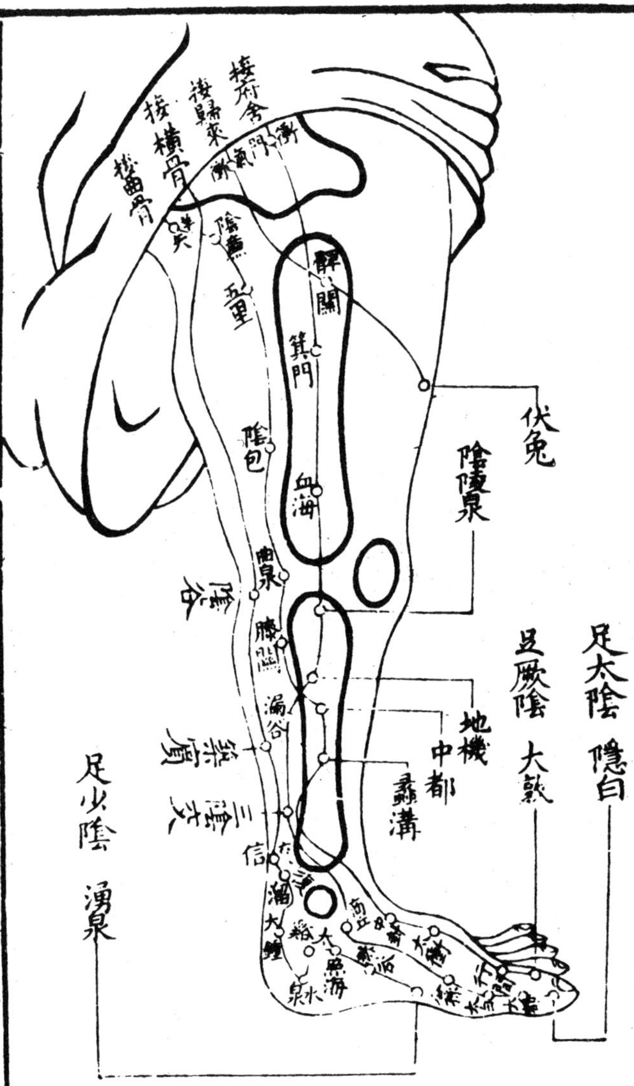

伏兔
陰陵泉
足太陰 隱白
足厥陰 大敦
地機
中都
蠡溝
足少陰 湧泉
髀關
箕門
血海
陰包
曲泉
膝關
漏谷
陰谷
築賓
三陰交
五里
陰廉
橫骨
曲骨
府舍
歸來

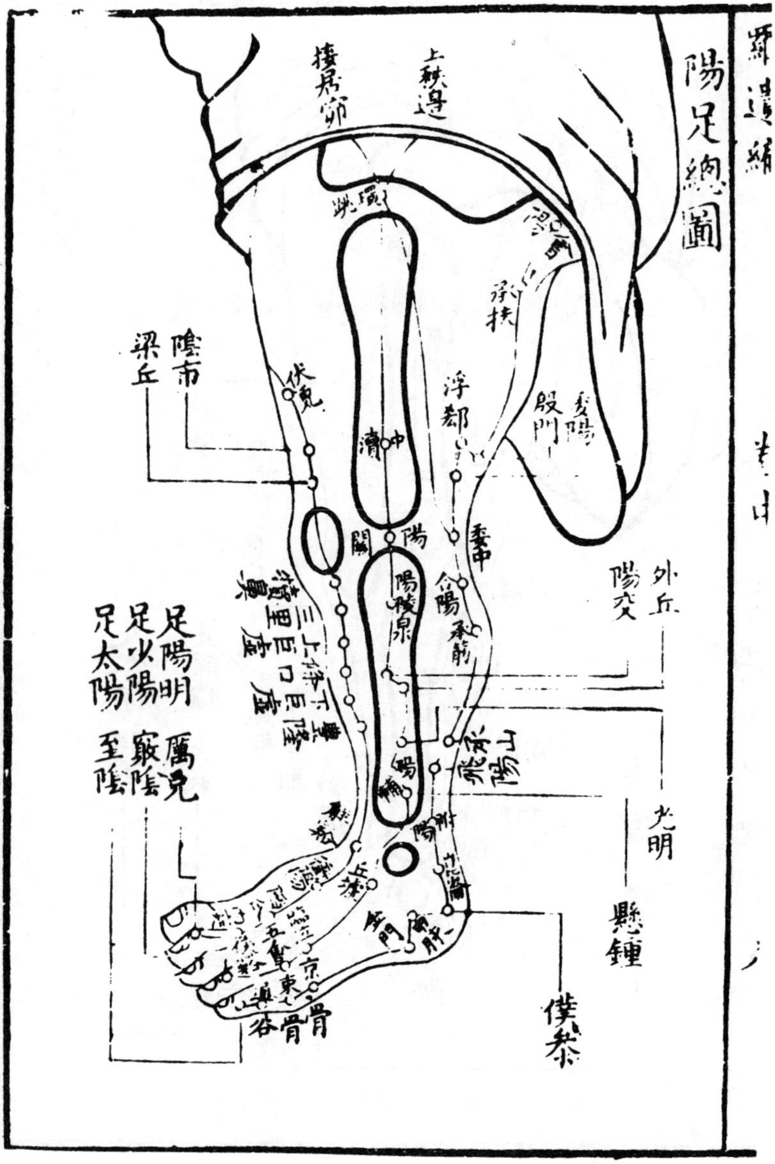

陽足總圖
環跳
承扶
殷門
委陽
浮郄
中瀆
陰市
梁丘
伏兔
陽關
委中
合陽
陽陵泉
犢鼻
三里
上巨虛
條口
下巨虛
豐隆
承筋
外丘
陽交
光明
懸鐘
足陽明 厲兌
足少陽 竅陰
足太陽 至陰
金門
京骨
束骨
通谷
僕參

手太陰肺經圖

左右共二十二穴

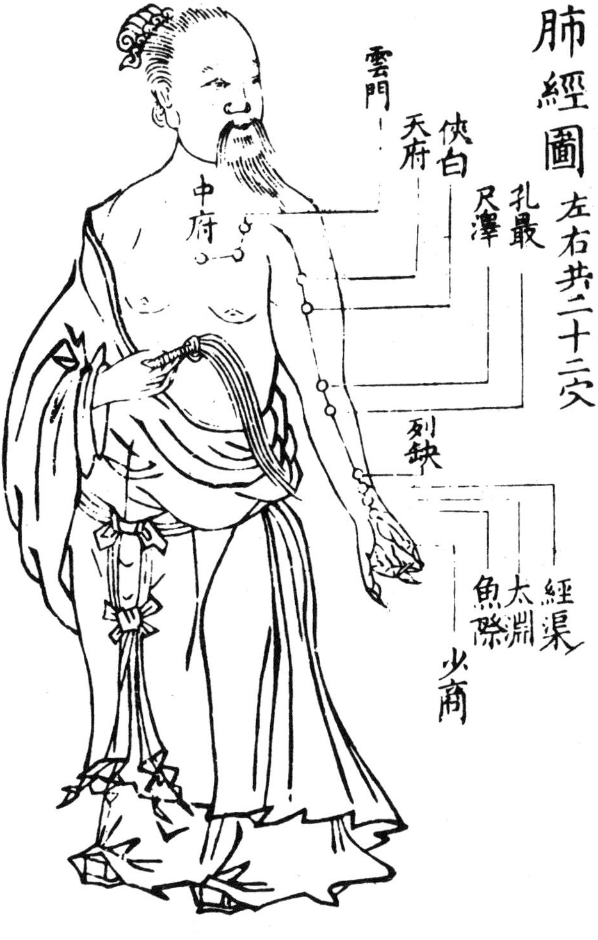

以下十四經共六百六十穴

寸数

太陰肺兮出中府○雲門之下一寸許○雲門璇璣旁六寸巨骨之下二骨数○天府腋下三寸求○侠白肘上五寸主○尺澤肘中約横紋孔最腕上七寸取○列缺腕側一寸半○經渠寸口陷中主○太淵掌後横紋頭○魚際節後散脉舉○少商大指端内側○相去爪甲韭葉許○共二十二穴

手陽明大腸經圖 左右四十穴

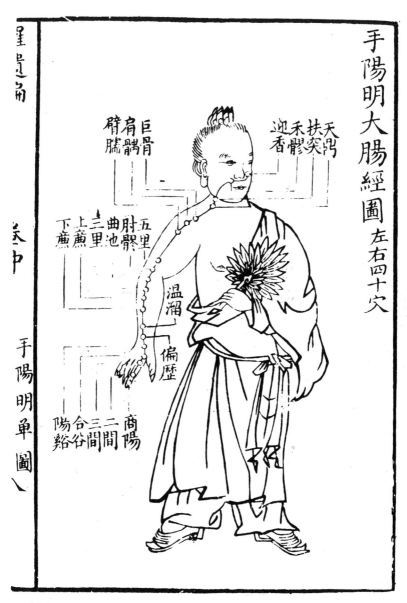

寸数

商陽食指内側邊○二間來尋本節前○三間節後陷中取合谷虎口岐骨間○陽谿上側腕中是○偏歷腕後三寸安○温溜腕後去五寸○池前五寸下亷看池前三寸上亷中○池前二寸三里逢○曲池屈肘紋頭盡○肘髎大骨外亷近○大筋中央尋五里○肘上三寸行向裏臂臑肘上七寸量○肩髃肩端舉臂取○巨骨肩尖叉骨間○天鼎喉旁四寸真○扶突天鼎上一寸○禾髎水溝旁五分○迎香禾髎上一寸○大腸經穴是分明 共四十穴

手少陰心經圖

左右共十八穴

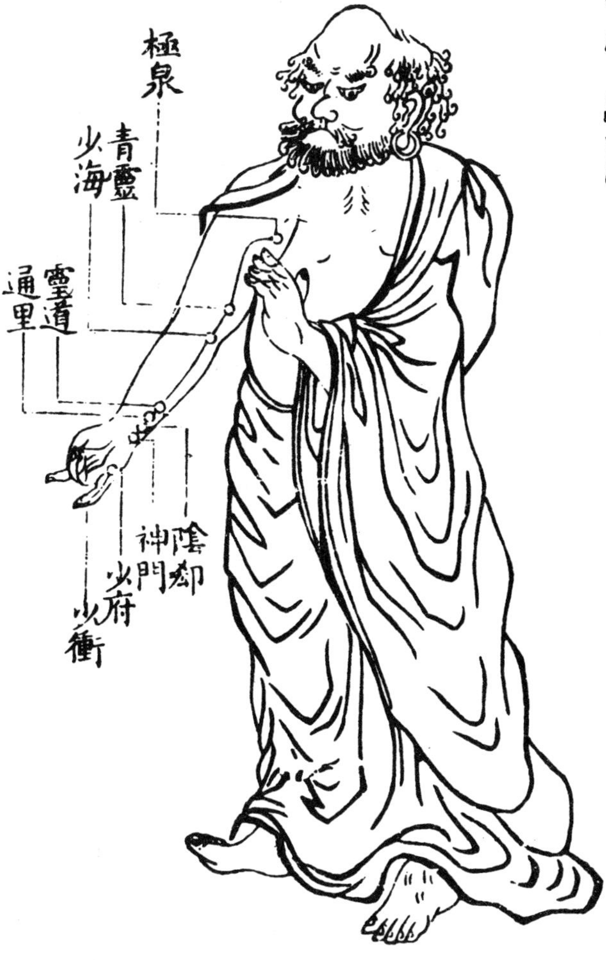

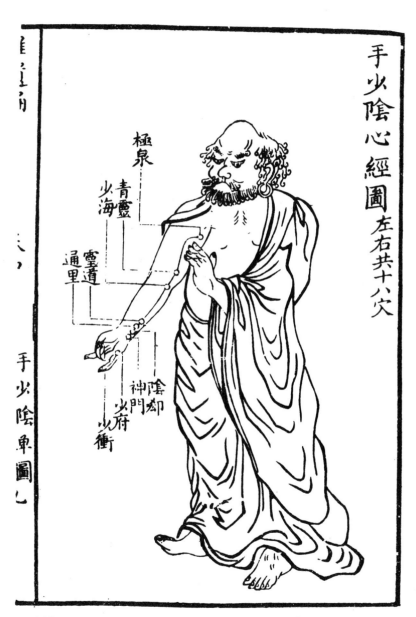

寸数

少陰心起極泉中○腋下筋間脉入胸○青靈肘上三寸
取○少海肘端五分容○靈道掌後一寸半○通里腕後一
寸同○陰郄腕後方半寸○神門掌後兌骨端○少府節後
直勞宮○小指内側取少衝○ 共十八穴

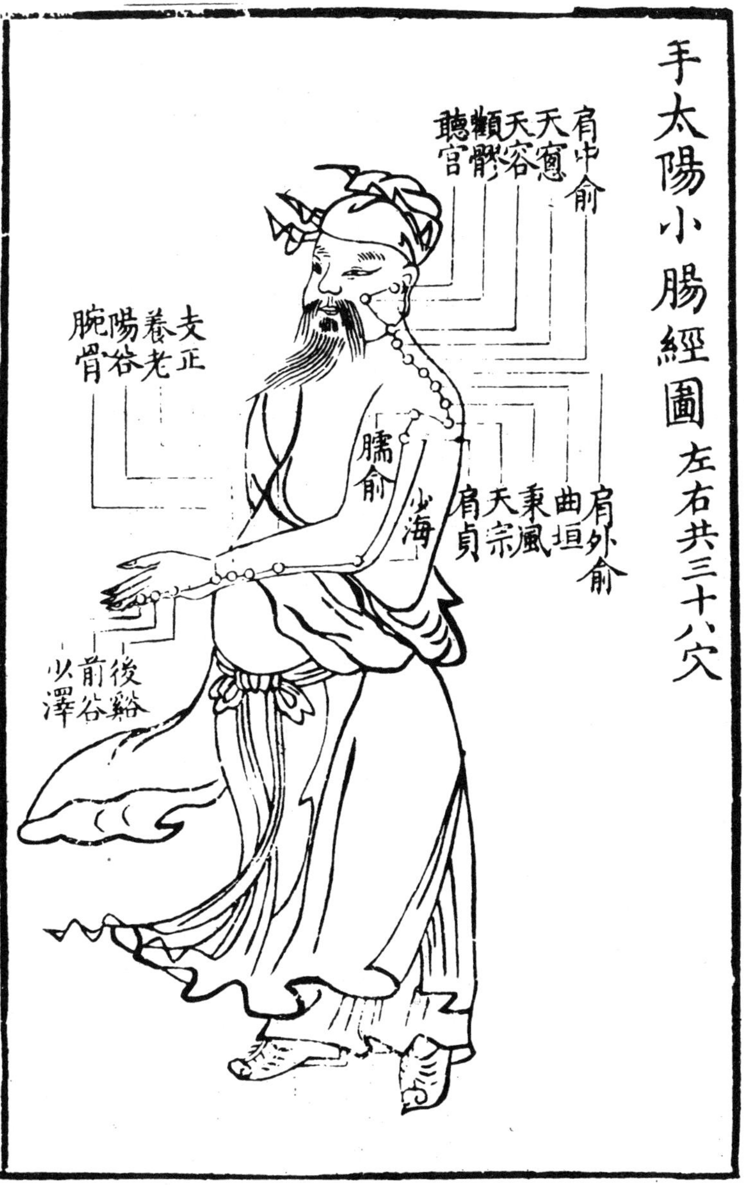
手太陽小腸經圖 左右共三十八穴
肩中俞
天窗
天容
顴髎
聽宮
支正
養老
陽谷
腕骨
臑俞
小海
肩外俞
曲垣
秉風
天宗
肩貞
後谿
前谷
少澤

寸数

小指端外爲少澤前谷外側節前覔節後捏拳取後谿腕骨腕前骨陷側兑骨下陷陽谷討腕上一寸名養老支正腕後量五寸少海肘端五分好肩貞胛下兩骨觧臑俞大骨下陷保天宗秉風後骨中秉風髎外舉有空曲垣肩中曲胛陷外俞去脊三寸從中俞二寸大杼旁天窓扶突後陷詳天容耳下曲頰後顴髎面頄銳端量聽宮耳珠大如菽此爲小腸手太陽

共三十八穴

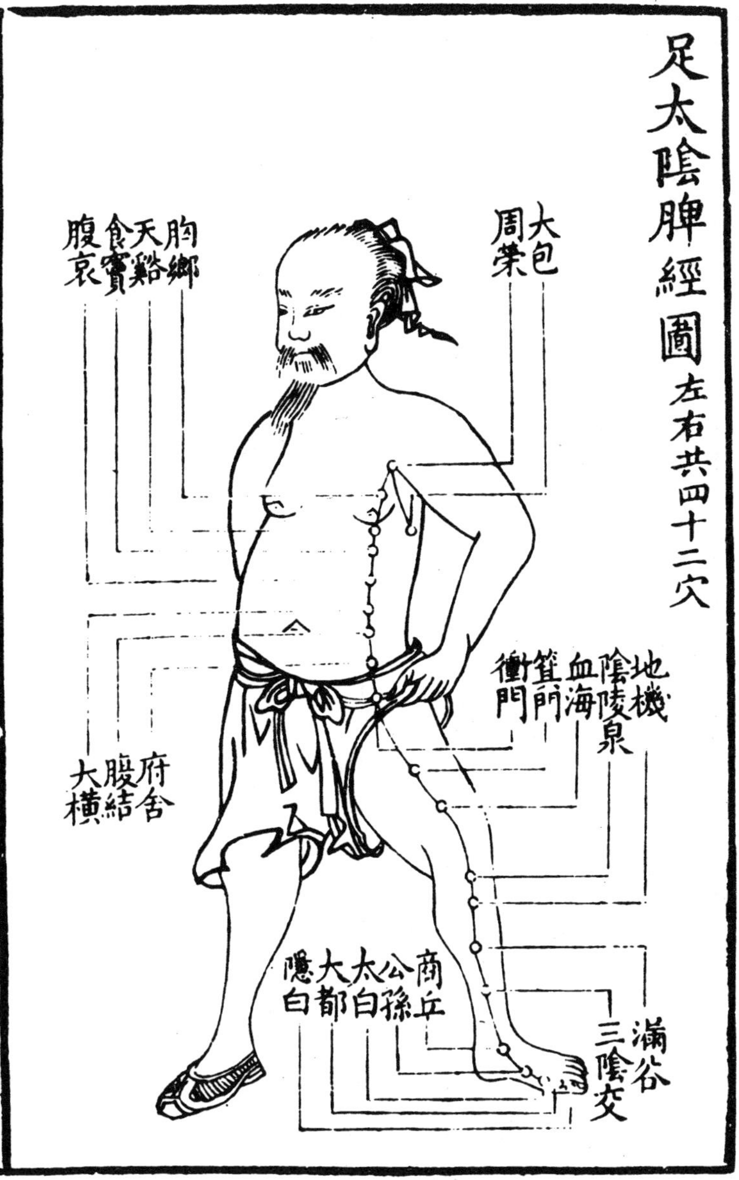

足太陰脾經圖 左右共四十二穴

寸数

大指内側起隱白○節後陷中求大都○太白内側核骨
下○節後一寸公孫呼○商丘内踝微前陷○踝上三寸三
陰交○踝上六寸漏谷是○膝下五寸地機朝○膝下内側
陰陵泉○血海膝臏上内廉○箕門穴在魚腹取○動脈應
手越筋間○衝門期下尺五分○府舍期門九寸判○腹結
期下六寸八○大横期下五寸半○腹哀期下方二寸○期
門肝經穴道現○巨闕之旁四寸五○郤連脾穴休胡亂○
自此以上食竇穴○天谿胸鄉周榮貫○相去寸六無多

寡○又上寸六中府換大包腋下有六寸○淵液腋下三

寸絆○共四十二穴

中府○肺經穴○淵液○膽經穴○

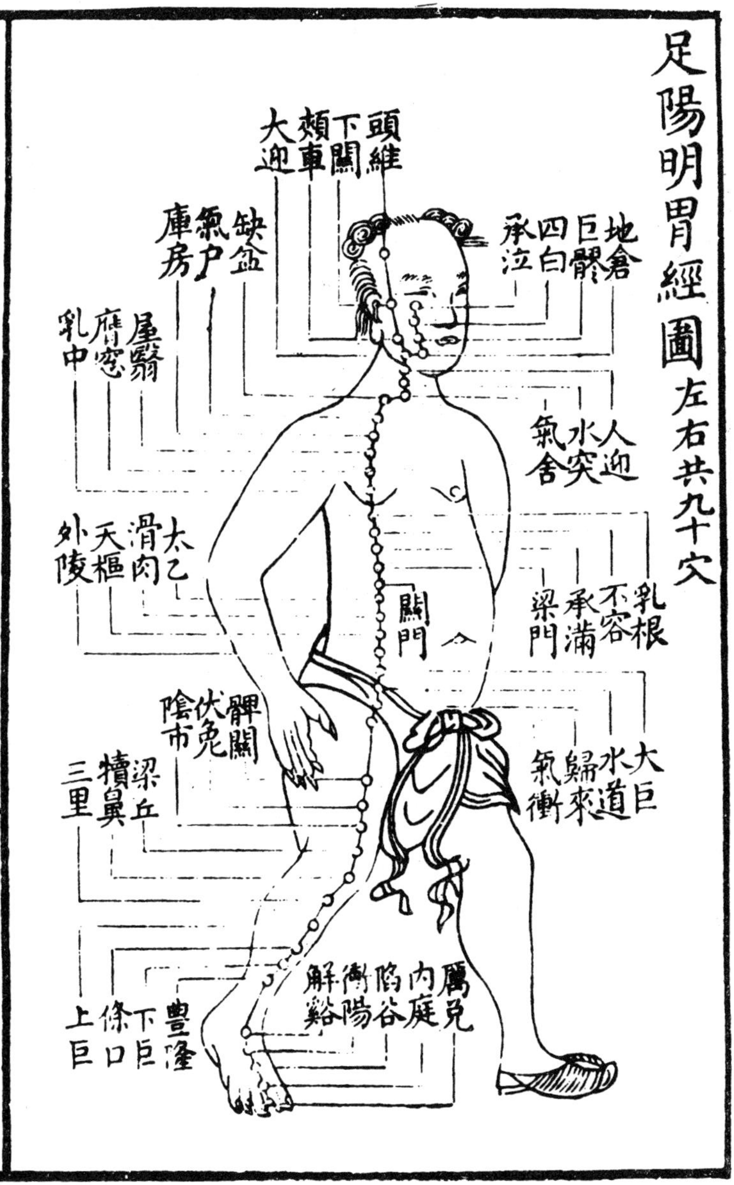

足陽明胃經圖 左右共九十穴

足陽明单圖

寸數

胃之經兮足陽明○承泣目下七分尋○四白目下方一寸○巨髎鼻孔旁八分○地倉夾吻四分迎○大迎頷下寸三分○頰車耳下八分穴○下關耳前動脉行○頭維神庭旁四五○人迎喉旁寸五真○水突筋前迎下在○氣舍突下穴相乘○缺盆舍下橫骨內○名去中行寸半明○氣户璇璣旁四寸○至乳六穴各分清○庫房屋翳膺窓近○乳中正在乳頭心○次有乳根出乳下○各一寸六不相侵不容巨闕旁三寸○却近幽門二寸五○其下承滿與梁

門關門太乙滑肉門○上下一寸無多少○共去中行三寸尋○天樞臍旁二寸間○樞下一寸外陵安○樞下二寸大巨穴○樞下四寸水道全○樞下六寸歸來好○共去中行二寸邊○氣衝鼠鼷上一寸○又去中行四寸專○髀關膝上有尺二○伏兎膝上六寸是陰市膝上方三寸○梁丘膝上二寸記○犢鼻膝臏陷中存膝下三寸三里至○膝下六寸上巨虛○膝下七寸條口位膝下八寸下巨虛○膝下九寸豐隆係○却是踝上八寸量○比那下巨外邊綴解谿去庭六寸半○寸五原來至衝陽衝陽三寸

是陷谷陷谷庭後二寸間内庭次指外間現厲兌大
指次指端○去爪如韭冒井判○共九十穴

足厥陰肝經圖

左右共二十八穴

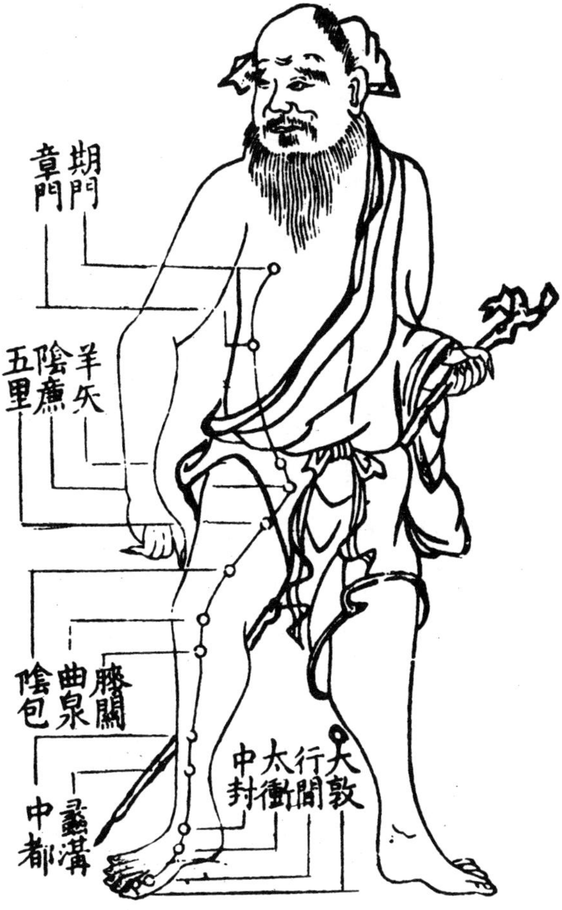

寸數

足大指端名大敦○行間大指縫中存○太衝本節後二寸○內踝骨前號中封○蠡溝內踝上五寸○中都內踝上七寸○膝關犢鼻下二寸○曲泉曲膝盡橫紋○陰包膝上方四寸○氣衝三寸下五里○陰廉衝下有二寸羊矢衝下一寸許○氣衝却是胃經穴○相去中行四寸止○章門下脘旁九寸○肘尖盡處側卧取○期門又在巨闕旁四寸五分無差矣○共二十八穴

銓按足厥陰一經○滑伯仁經絡圖中無羊矢二穴○

張隱菴集註內○有羊矢二穴○張景岳圖翼內○有急脉二穴○又有羊矢二穴○但羊矢附竒俞類○姜公望銅人鍼灸○亦與滑伯仁同○無此二穴○然以愚意度之○一云急脉○按之隱指堅然○一云羊矢○按皮肉間○有核如羊矢○一云在陰毛中○陰上兩旁相去同身寸之二寸半○一云在會陰旁三寸股內橫文中○觀其命名如此○寸數如此○俱在厥陰正脉○而會於陽明者也○兩先生見各不同○其實異名而同體也○

足少陽膽經圖

左右共八十六穴

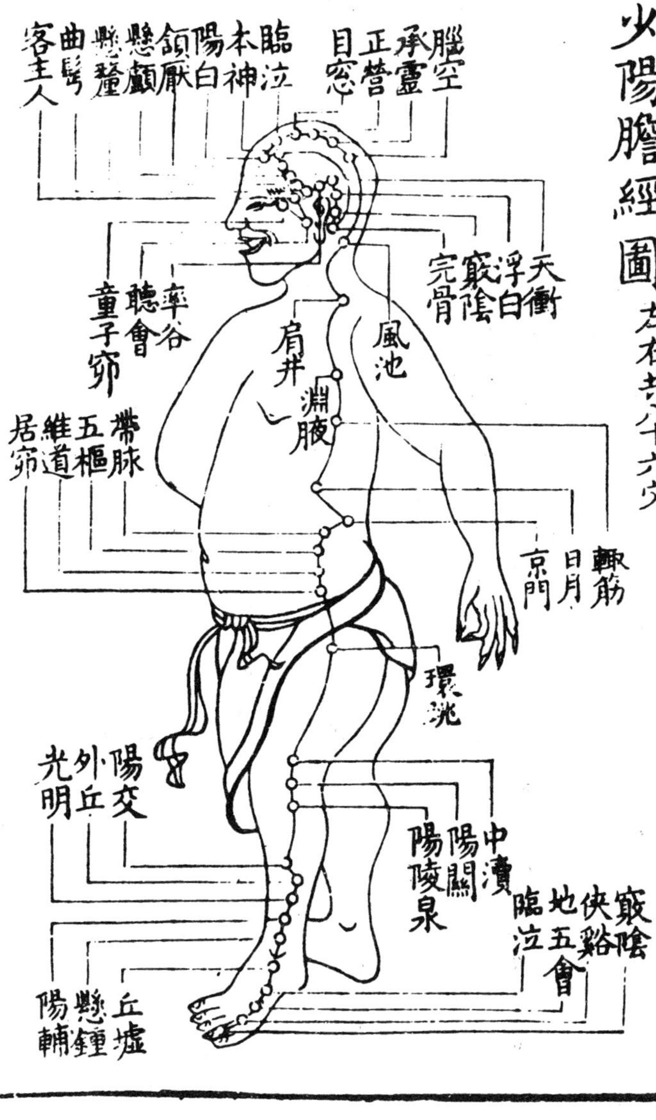

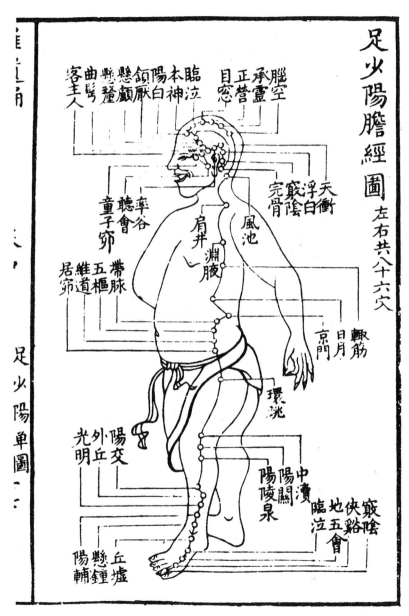

寸数

足少陽兮瞳子髎○起近眥間五分好○耳前陷中聽會穴○客主人耳前上廉○頷厭懸顱並懸釐○一路相連曲角中○曲鬢耳上髮際隅○率谷耳上寸半安○天衝耳後入髮二○再下一寸浮白覓○又從此處尋竅陰○完骨之上搖有空○完骨耳後入髮際量得四分須用記○本神神庭旁二寸○陽白眉上一寸是髮上五分臨泣穴○髮上寸半目窗至○正營髮上二寸半○承靈髮上四寸諦○腦空髮上五寸半○風池後髮際陷中肩井肩上陷中

寸○淵液腋下三寸有○輒筋期旁只五分○日月期下五
分遊○京門腰中季肋下○帶脉章門下寸八○五樞帶脉
下三寸○水道穴旁一寸半○維道章下五寸三○居髎章
下八寸三○章門下脘旁九寸○環跳髀樞宛宛中○屈上
伸下取穴同○膝上五寸中瀆○膝下一寸陽陵從○陽
關陽陵上三寸○陽交外踝上七寸○外丘外踝上六寸○
光明外踝上五寸○陽輔外踝上四寸懸鍾外踝上三
寸○坵墟外踝前陷中○此去俠谿四寸五○却是膽經原
穴功○臨泣去谿一寸半五會去谿一寸竅○俠谿在指

岐骨間竅陰小指次指端共八十六穴

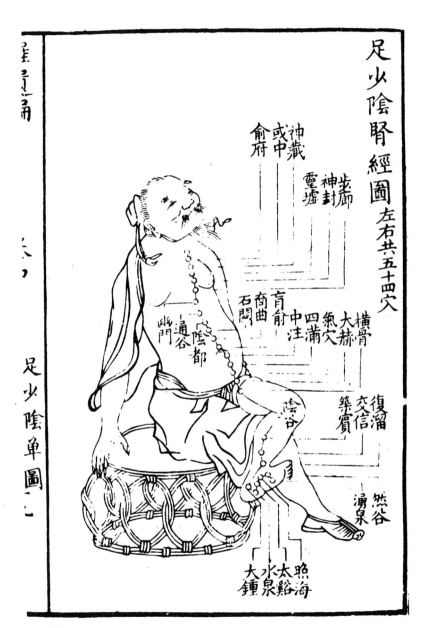

足少陰腎經圖

左右共五十四穴

寸数

足掌心中是湧泉○然谷踝下一寸前○太谿踝後跟骨
上○大鍾跟後腫中邊○水泉谿下一寸覔○照海踝下四
寸安○復溜踝上前二寸○交信踝上二寸聯○前旁骨是
復溜穴○後旁骨是交信現○二穴雖是同二寸○相隔止
是一條筋○築賓内踝上腨分○陰谷膝下曲膝間横骨
大赫並氣穴○四滿中注亦相連○各開中行止寸半○上
下相去一寸便○上來肓俞亦一寸○肓俞臍旁半寸邊
以上商曲石關穴○陰都通谷幽門接○各開中行俠五

分○六穴上下一寸截○步廊神封靈墟存○神藏彧中俞府尊○各開中行計二寸○上下寸六六穴分○俞府璇璣旁二寸取之得法自然真○

共五十四穴

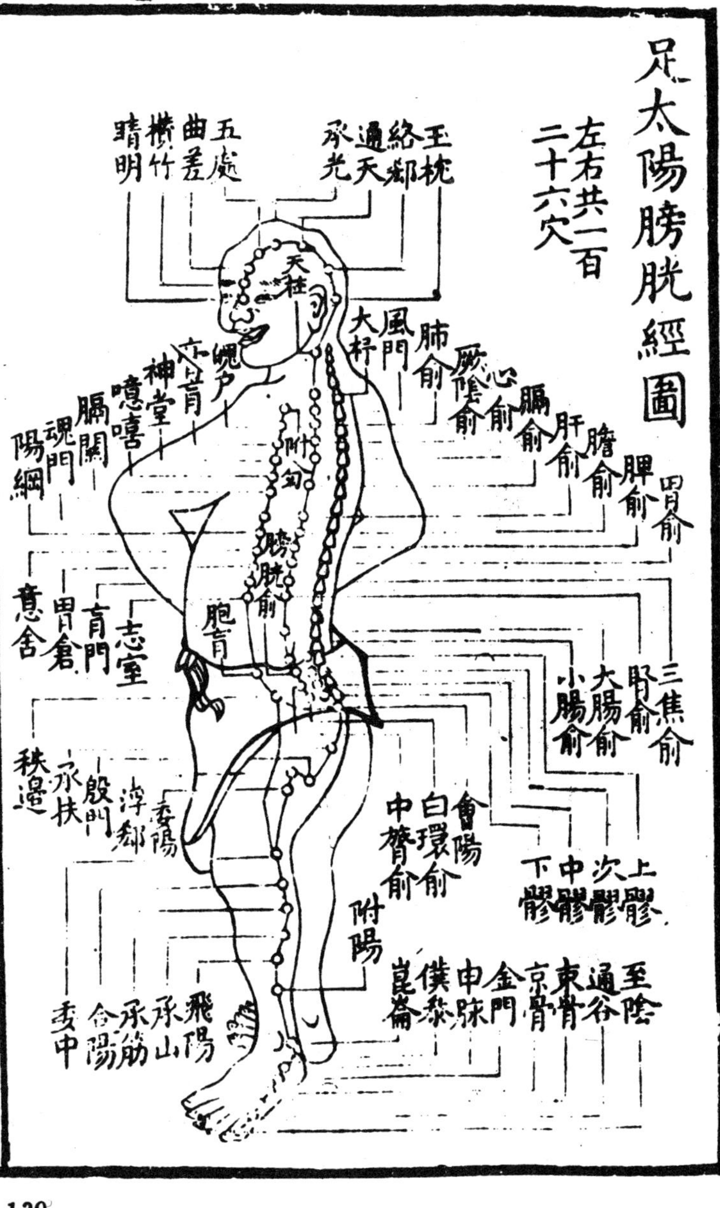
足太陽膀胱經圖
左右共一百二十六穴
玉枕
絡郄
通天
承光
五處
曲差
攢竹
睛明
天柱
大杼
風門
肺俞
厥陰俞
心俞
膈俞
肝俞
膽俞
脾俞
胃俞
三焦俞
腎俞
大腸俞
小腸俞
魄戶
膏肓
神堂
譩譆
膈關
魂門
陽綱
附分
膀胱俞
胞肓
意舍
胃倉
肓門
志室
秩邊
承扶
殷門
浮郄
委陽
會陽
白環俞
中膂俞
上髎
次髎
中髎
下髎
附陽
至陰
通谷
束骨
京骨
金門
申脉
僕參
崑崙
飛陽
承山
承筋
合陽
委中

寸数

足太陽兮膀胱經○目内眥角始睛明兩眉陷中攢竹取○曲差髮際上五分挾神庭旁一寸五○五處髮止一寸是○侠上星旁一寸五○承光髮上二寸半五處之後寸半是○通天絡却玉枕穴○一皆寸五定穴真玉枕侠腦旁寸三○入髮二寸枕骨現天柱陷后髮際中○大筋外廉陷中現○自此侠脊開寸五○第一大杼二風門○三椎肺俞厥陰四○心俞五椎之下論○膈七肝九十膽俞○十一脾俞十二胃○十三三焦十四腎○大腸十六之下

椎○小腸十八膀十九○中膂内俞二十椎○白環廿一椎
下○當○以上諸穴可排之○更有上次中下髎○一二三四
腰空好○會陽陰尾尻骨旁背部二行諸穴了○又從脊
上開三寸○第二椎下爲附分○三椎魄户四膏肓第五
椎下神堂尊○第六譩譆隔關七○第九魂門陽綱十○十
一意舍之穴存十二胃倉穴已分十三肓門端正在○十
十四志室不須論○十九胞肓廿秩邊背部三行諸穴
勻又從臀下取承扶○殷門扶下六寸長浮郄扶下方
六分○委陽扶下寸六張○膕中約紋委中穴○此下三寸

尋合陽○承筋腳跟上七寸承山腳肚之盡陳外踝七
寸上飛陽○外踝三寸上輔陽外踝後跟陷崑崙僕參
申脈一路尋○此外又有金門穴○外踝向前取之得赤
白肉際京骨穴○足之外側大骨下束骨通骨俱指外○
但分節後節前中○至陰小指外側逢去爪如韭膀胱
終○共一百二十六穴

手厥陰心包絡經圖 左右共十八穴

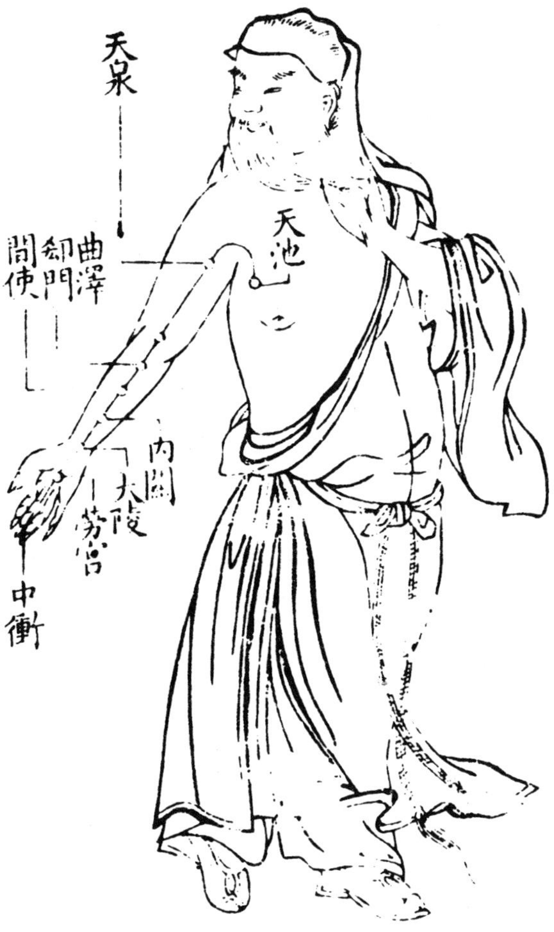

寸数

○心包起自天池間乳後一寸腋下三天泉曲腋下二寸曲澤屈肘陷中央郄門去腕方五寸間使腕後三寸量○內關去腕止二寸大陵掌後兩筋間勞宮屈中指中取○中指之末中衝良 共十八穴

手少陽三焦經圖 左右共四十六穴

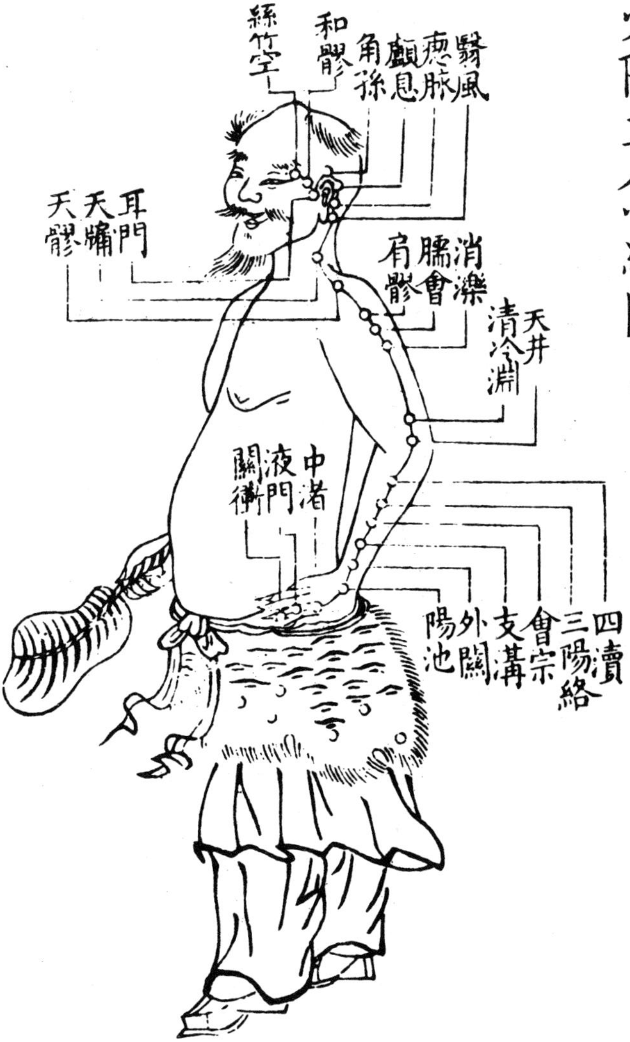

寸數

無名指外起關衝液門本指前陷中中渚液上有一寸陽池腕上之陷中○外關腕後方二寸腕後三寸支溝容○腕後三寸亦會宗空中有穴用心攻○腕後四寸三陽絡○四瀆肘前五寸着天井肘外大骨後○肘上一寸骨罅摸○肘後二寸清冷淵消濼對腋臂外落臑會在肩前廉上○卻去肩頭三寸量肩髎臑上陷中央○天髎缺盆陷處上○天牖在頸大筋外○天容之後天柱前○翳風耳後下角陷○瘈脉耳後青脉現顱息亦在青絡

脉角孫之穴耳廓上○耳門耳前起肉中○和髎耳前動脉張○欲知絲竹空何在○眉後陷中仔細量共四十六穴

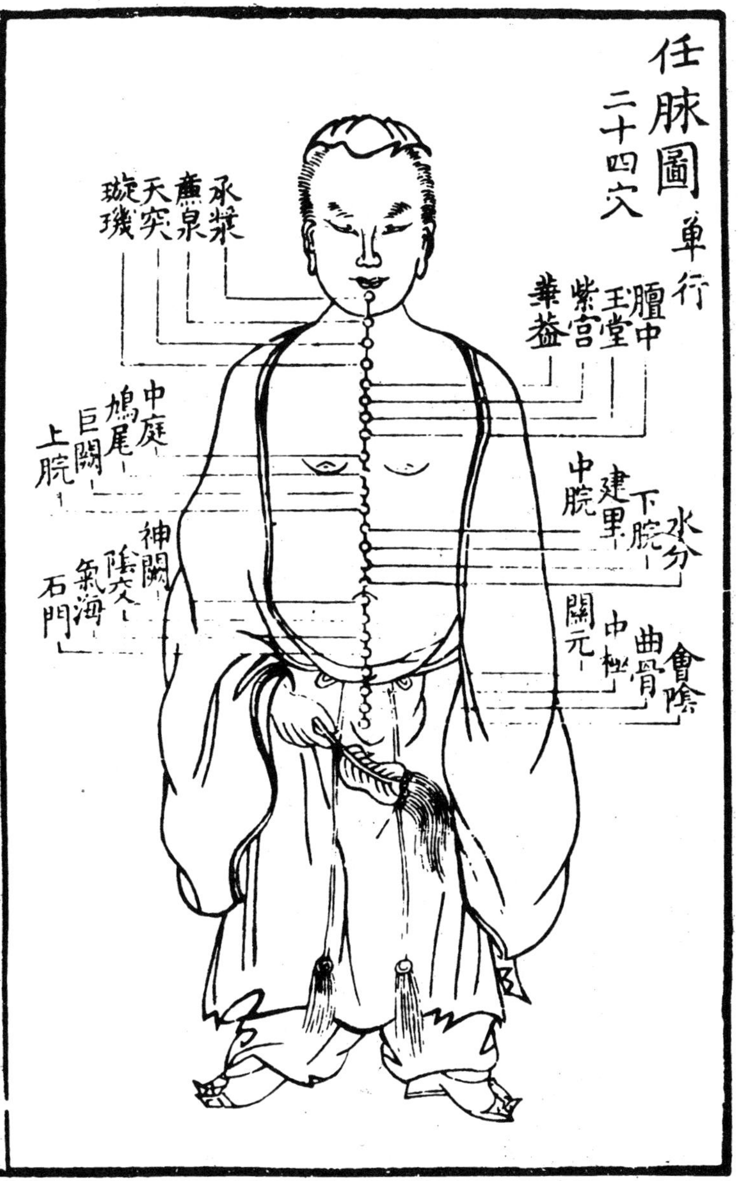
任脉圖
二十四穴
單行
承漿
廉泉
天突
璇璣
華蓋
紫宮
玉堂
膻中
中庭
鳩尾
巨闕
上脘
中脘
建里
下脘
水分
神闕
陰交
氣海
石門
關元
中極
曲骨
會陰

寸数

任脉在於會陰間曲骨臍下毛際安中極臍下四寸取○三寸關元二石門○氣海臍下一寸半○陰交臍下一寸論○臍之中央號神闕臍上一寸爲水分○臍上二寸下脘列○臍上三寸名建里○臍上四寸中脘穴○臍上五寸上脘在○巨闕臍上六寸五○鳩尾蔽骨下五分○中庭膻中寸六取○膻中却在兩乳間○膻上寸六玉堂主膻上紫宫三寸二○膻上華蓋四八主○蓋上一寸取璇璣○璣上一寸天突起○天突喉下約四寸○廉泉頷下骨尖

己○承漿頤前唇稜下○任脉中央行腹裏共二十四穴

督脈圖 单行二十八穴

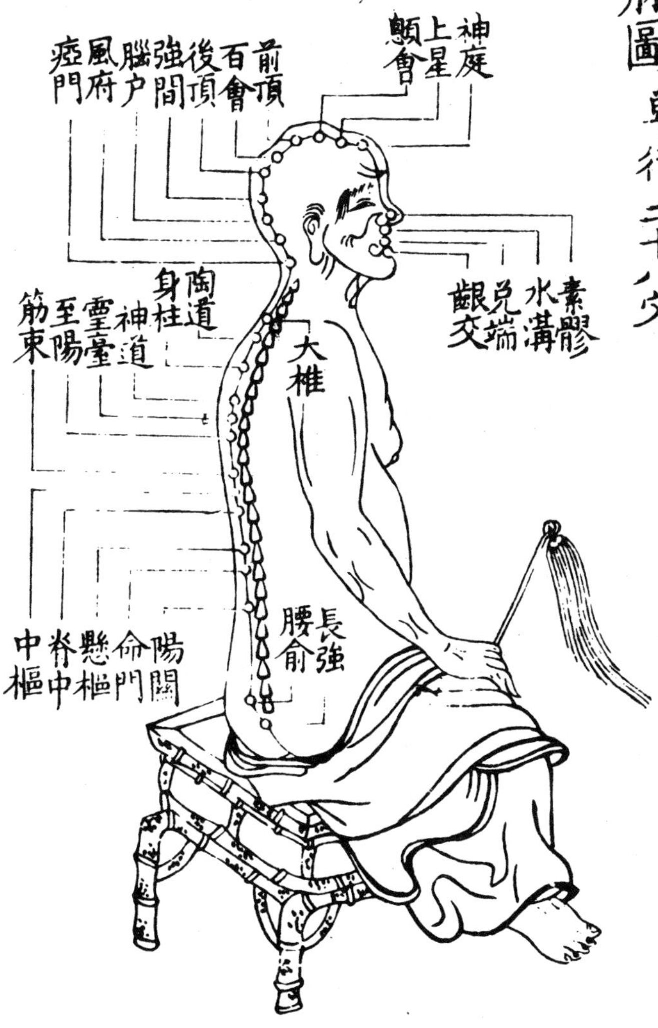

神庭
上星
顖會
前頂
百會
後頂
強間
腦户
風府
瘂門
素髎
水溝
兌端
齦交
陶道
身柱
神道
靈臺
至陽
筋束
大椎
長強
腰俞
陽關
命門
懸樞
脊中
中樞

寸数

督脉斷交唇内鄉〇兊端正在唇端央〇水溝鼻下溝中索〇素髎宜向鼻端詳〇頭形北高西南下〇先以前後髮際量〇分爲一尺有二寸〇髮上五分神庭當〇髮上一寸上星位〇髮上二寸顖會良〇前頂髮上三寸半〇百會髮上五寸央〇會後寸半即後頂〇會後三寸強間明〇會後腦户四寸半〇後髮一寸風府行〇髮上五分瘂門在〇神庭至此十穴真〇自此項骨下脊骶〇分爲二十有四椎〇大椎上有項骨在〇約有三椎莫筭焉〇尾有長強亦不

算中間廿一可排推一椎項後大椎穴二椎節後陶道知第三椎間身柱在第五神道不須疑第六靈臺至陽七第九筋束十中樞十一脊中之穴在十二懸樞之穴亦十四命門腎俞並十六陽關自可知二十一椎即腰俞脊尾骨端長短隨共二十八穴

内景圖

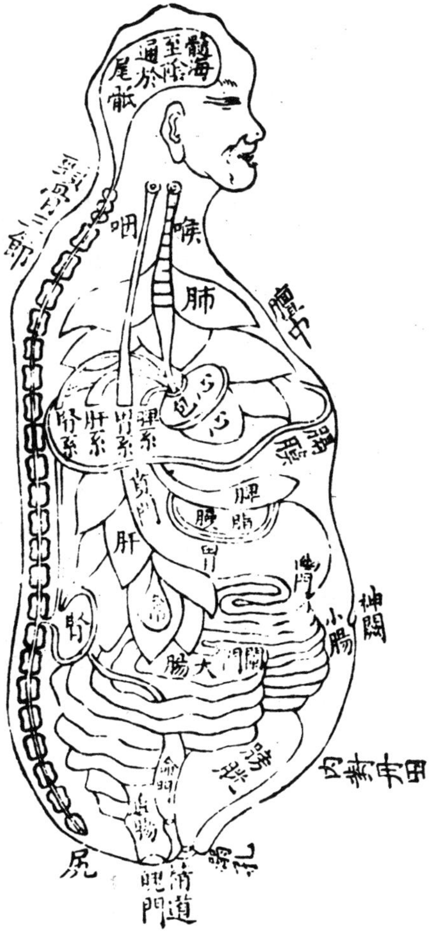
髓海至陰通於尾骶
咽
喉
肺
膻中
心包
心
腎系
肝系
胃系
脾系
膈膜
賁門
脾
肝
胃
幽門
膽
腎
小腸
神闕
闌門
大腸
膀胱
命門
直腸
尻
肛門
穀道

銓按臟者○心肝脾肺腎也○腑者○膽胃大小腸膀胱三焦也○蓋臟者○藏也主藏而不瀉者也○六腑惟膽無輸瀉○其五腑受五臟濁氣傳入○不能久留是其輸瀉者也○稍不能瀉即至於脹○夫人一團之腹○大小腸膀胱居處其中○惟其不久留輸○是以寬乎若有餘地○然而五臟之內○惟腎不實○有似乎腑○六腑之中○膽無輸瀉有似乎臟○誠知五臟六腑之精義○而九臟之說○又不可不知也○經言三而成天○三而成地○三而成人○三而三之○合則為九○故在天有九野○在地有九州○在人有

九臓形臓四而神臓五合以應之也然則人混然中處而列爲三才者實與天地合其撰也已神臓者頭角耳目口齒胸中也形臓者胃大小腸膀胱也

增補 苦欲補瀉解

肝苦急急食甘以緩之肝欲散急食辛以散之以辛補之以酸瀉之

按肝爲將軍之官謀慮出焉藏魂而主血者也其性猛烈虛則枯燥而急故用甘草之甘以緩之緩

之者寬解之義亦安慰之義也木喜條達木之象也川芎辛散解其束縛也然散之即所以補之遂其所欲故也若太過則制之白芍之酸便能斂之斂之者即瀉之也

心苦緩急食酸以收之心欲耎急食鹹以軟之以鹹補之以甘瀉之

按心爲君主之官神明出焉藏神而生血者也人君一日萬幾緩則神不守舍而心血散逸也故用酸收以安神如酸棗仁之類心君本和熱邪干之

則燥急故用鹹寒除其熱邪軟其燥急也軟者調和之義使之臻於和平也夫心本離火鹹爲坎水以云補者不受水之制乎然心與腎相交炒鹽之鹹以之潤下使交於腎得旣濟之道故亦云補如澤瀉導心氣入腎之類煩勞則虛而心熱經云實火可瀉芩連之屬虛火可補參耆之屬益參耆甘温者也甘温益元氣而虛熱自退所謂甘温能除大熱也故亦云瀉

脾苦濕急食苦以燥之脾欲緩急食甘以緩之以甘

補之以苦瀉之

按脾爲諫議之官知周出焉藏意智而主運化者也其性屬土喜燥而惡濕濕則不能運化故用白术之苦以燥之夫脾本舒泰脉象和緩諸藏賴以灌溉周身賴以充足舍甘溫其能緩乎且土爰稼穡稼穡作甘甘性緩遂其本性所欲也由是氣壯而脾自開矣氣和而脾自運矣人參甘溫微苦非補而何但濕土居長夏之令若濕熱太過脾斯困矣宜用黃連之苦瀉之乃安

肺苦氣上逆急食苦以瀉之肺欲收急食酸以收之以酸補之以辛瀉之

按肺爲相傅之官治節出焉藏魄而主氣者也氣常則順氣變則逆逆者金受火尅也故用黃芩之苦以瀉之肺居上焦上焦如霧其政歛肅故喜收宜用白芍之酸以收之酸者束而收歛也既云收歛而又云補者其義何居不知肺不收歛則氣無管束肺失其職焉能清肅乎上焦五味之酸遂其收歛即謂之補也亦宜夫肺主皮毛閉則寒者欝

而爲熱○非得辛散○急氣喘氣寒火包於肺者何能已乎○宜用桑皮之辛瀉之乃宜○

腎苦燥○急食辛以潤之○腎欲堅急食苦以堅之○以苦補之○以鹹瀉之○

按腎爲作強之官○技巧出焉○藏精志○爲水藏而主五液者也○其性本潤○故惡燥○宜用知母之辛以潤之○腎非堅○何以稱作強之官○則腎欲堅固然也○但苦寒非所以云堅○乃云苦以堅之者義又何居○不知心本屬火○虛則寒矣○腎本屬水○虛則熱矣○熱則

堅者變而為軟宜用黃柏之苦寒以堅之相火退而腎固則無狂蕩之患矣藏精之藏苦固能堅然非果能益精安能云補宜用地黃之苦以補之夫火宜靜不宜動動則相火上炎則命門不固又宜壯水之主以制陽光如知柏地黃湯之類又相火寄於肝膽肝膽火旺則濕熱下生又宜除其濕熱俱症悉退如龍膽瀉肝湯之類此皆所謂以鹹瀉之之法也

再按內經此篇乃用藥之權衡醫者之不可少遺

者也。從來註解未能詳晰。醫者亦因詞句隱奧不求至理。往往病此用彼藏腑不分。古之爲大醫者此篇斷所先務。否則此際不明。吾恐明者亦未大明矣

鍼灸要穴論

詮按週身六百六十[illegible]治多端妙用無窮歷來用鍼灸者。究竟何能盡舉。遇藥力之不到每出奇思。取一二穴便足勝病。原夫穴名雖異。主治多有統同選穴各有精專焉。如標幽賦中有云。高皇抱疾。李氏刺巨闕而復甦太子暴厥。越人針會維而復醒。他如甄權刺臂痛。而即射。取肩井曲池華陀刺躄足而立行。取懸鍾環跳。諸如此者。是皆取一二穴用即通神者也。是編穴名。圖形悉載原各經具穴若干。不離宗派以備叅考也。至主治不集多穴。以泛而求之。不如博而約之之爲要也。若仍以多爲貴。則開卷茫如。似是而非。穴之不真。鍼灸何益。必識此意。乃知古之爲高醫者。不在穴之妙用無窮。而在善用穴之妙用無窮也。

中風

百會　風池　大椎　肩井　間使

曲池　足三里　凡覺手足攣痺。心神昏亂。將有中風之候。無論是風是氣。依次第

灸此七穴則愈○若中藏昏危痰上亦灸之○

合骨　風市　手三里　崑崙

申脉　神闕　凡卒中風者○此穴最佳不惟逐散風邪○宣通血脉○其於回陽益氣之功○真有莫能盡述者○

偏風半身不遂　患左灸右○患右灸左

百會　肩髃　曲池　風市　足三里

絶骨　肩井　列缺　陽陵泉　環跳

崑崙　申脉　客主人主口歪　手三里

口眼喎斜

頰車　地倉　水溝　承漿　聽會

合谷　凡口喎向右者。是左脉中風而緩也。宜灸左喎陷中二七壯。向左者。是右脉中風而緩也。宜灸右喎陷中二七壯。炷如麥粒。

口噤不開

頰車　承漿　合谷

瘖瘂

天突　靈道　陰谷　復溜　豐隆

然谷

戴眼

神庭

脊骨三椎五椎○各灸五七壯齊下火立效

厥逆

人中灸七壯○或鍼入至齒○妙膻中二十一壯○

百會暴厥逆冷○氣海真氣不足妙

一法以繩圍男左女右臂腕爲則○將繩從大椎向下度至脊中繩頭盡處是穴灸三七壯○

虚癆虚損注夏羸瘦

崔氏四花六穴　氣海　長強

一法取手掌中大指根稍前肉魚間近内側大紋半指許外。與手陽明合骨相對處。按之極痩者是穴。此同長強各灸七壯甚妙

傳屍癆

灸腰眼穴

一法凡取癆蟲。於三椎骨上一穴幷膏肓二穴。各灸七壯。然後以飲食調理。方下取蟲等藥

下元痼冷　此腎與膀胱虛寒也○多灸愈妙○

腎俞　神闕　關元　氣海　陽脫

三陰交

陰寒腹痛欲死

人有房事之後○或起居犯寒以致臍腹痛極頻危者○急用大附子爲末○唾和作餅如大錢厚○置臍上○以大艾灸之○如倉卒難得大附○只用生姜或葱白頭○切片代之○亦可○若藥餅焦熱○或以津唾和之或另換之○直待灸至汗出體溫爲止○或更於氣海丹

田關元各灸二七壯使陽氣內通逼寒外出手足溫煖脉息起發則陰消而陽復矣

衂血

上星 灸一壯即止一曰須七壯少則不能斷根

顖會 亦如上星 脊骨 詳見便血

一法於項後髮際兩筋間宛中穴灸三壯蓋血自此入腦注鼻中故灸此立止

便血

中脘 氣海 此二穴灸脫血色白脉虛弱

手足冷飲食少思強食亦嘔宜灸之其效如神

凡大便下血諸治不效者但於脊骨中與臍平按之痠疼者是穴方可灸之七壯即止即至再發再灸七壯永可除根至於吐血衄血一切血疾經灸永不再發

鼓脹

大抵水腫極禁鍼刺

水溝 三壯 水分 灸之大良 神闕 三壯主水鼓甚妙

氣海 氣脹水鼓黃腫 陰交 水腫 石門 水腫七壯

中極 水脹 曲骨 水腫 章門 石水 陰市 水腫

陰陵泉水腫　解谿虛腫　陷谷水腫　然谷石水

已上諸穴〇擇宜用之〇

單腹腫

肝俞　脾俞　三焦俞　水分　公孫

大敦

虛勞浮腫

太衝

積聚痞塊

久痞〇灸背脊中命門穴兩旁各四指許是穴痞在

左灸右。在右灸左。

銓按奇俞類。專治痞塊。痞塊穴。即此穴也。但此穴多開一寸耳。此治痞之根也。

中脘　上脘　幽門　通谷　結積留飲。

梁門　天樞　期門　百壯　欲絶。治積氣上奔甚急

章門　一切積聚痞塊。氣海　百壯　治一切氣塊。

關元　百壯　治奔豚氣逆不可忍。脾俞　三焦俞

右穴皆灸積塊。可按證選用。

肺積　名息奔。在右脇下。

尺澤　章門　足三里

心積　名伏梁○在臍上上至心下○

神門　後谿　巨闕　足三里

脾積　名痞氣○橫在臍上二寸、

脾俞　胃俞　腎俞　通谷　章門二七壯　足三里上俱七壯

肝積　名肥氣○在左脇下○

肝俞　章門　行間上俱七壯

腎積　名奔豚、生臍下、或上下無時、

腎俞　關元瘕癖　中極臍下積聚疼痛

湧泉　四五壯不可太過灶如麥粒

氣塊

脾俞　胃俞　腎俞　梁門疼痛　天樞

天樞

長桑君鍼積塊瘕聚先於塊上鍼之甚者又於塊

首塊尾一鍼鍼訖灸之立應

心腹胸脇痛脹

太淵　尺澤　俱五壯　上脘　膻中胸痹痛

脾心痛　痛如鍼刺。
內關　大都五壯　太白五壯　足三里連承山
公孫
肝心痛　色蒼蒼如死狀。終日不得休息。
行間　太衝俱七壯
腎心痛　悲懼相控。
太谿　然谷俱七壯
胃心痛　腹脹胸滿。或蛕結。痛甚。蛕心痛也。
巨闕二七壯　大都　太白　足三里連承山

胃脘痛

膈俞　脾俞　胃俞　內關　陽輔

商丘

腹痛脹

膈俞　脾俞　胃俞　腎俞　大腸俞

中脘脾寒　水分　天樞　石門心下堅滿

內關　足三里　商丘脾虛腹脹　公孫

火腹脹痛

三焦俞　章門　陰交臍下冷痛　足三里

氣海治臍下三十六疾小腹痛欲死者灸之即生

丘墟　太白　行間　寒濕

上氣胸背滿痛

肺俞　肝俞　雲門　乳根　巨闕

期門　梁門　內關　尺澤

諸氣痛氣膈上氣不下

天突　膻中　中府　膈俞

繞臍痛　大腸病也

水分　天樞　陰交　足三里

脇肋脹痛

膈俞　章門七壯　陽陵泉　丘墟

噎隔諸證

心俞七壯　膈俞七壯　膏肓百壯以多爲佳　脾俞

膻中七壯　乳根七壯　中脘七壯　天府七壯　足三里

氣噎

天突　膈俞　脾俞　腎俞　乳根

關衝三五壯　足三里　解谿氣逆噎將死　大鍾

勞噎

勞宮

思慮噎

神門　脾俞

欬嗽

天突　俞府　風門俱七壯　華蓋　乳根

肺俞　身柱　至陽十四壯列缺

寒痰嗽

肺俞　膏肓　靈臺九壯不可多至陽

合骨　列缺

諸喘氣急

天突　璇璣　華蓋　膻中　乳根

期門　氣海

背脊中七椎骨節下穴灸三壯神效○

哮喘

五哮中○惟水哮乳哮酒哮爲難治○

璇璣　華蓋　俞府　膻中　太淵

肩井冷風哮妙○有孕勿灸　肩中俞風哮妙○　足三里

小兒鹽哮

於男左女右手○小指尖上用小艾炷○灸七壯○無不

除根未除再灸

嘔吐氣逆

膈俞　三焦俞　巨闕不下食　上脘

中脘三七壯治嘔吐不思食氣海　章門

大陵嘔逆間使乾嘔吐食後谿吐食尺澤

太衝冷氣嘔逆不食

噦逆

乳根三壯火到即定否則不可救也　承漿

中府　風門　肩井　膻中　中脘

期門　氣海　足三里　三陰交

霍亂

水分最效　三陰交逆冷　承筋轉筋

轉筋十指拘攣○不能屈伸○灸足外踝骨尖上七壯○

附奇俞類

凡霍亂將死者○用鹽填臍中灸七壯立愈○

凡霍亂吐瀉不止○灸中脘天樞氣海三穴立愈

乾霍亂　即俗名攪腸沙也

急用鹽湯探吐○并以細白乾鹽填滿臍中○以艾灸

二七壯〇則可立甦、

氣短

大椎　肺俞　肝俞三穴俱治不語、天突

肩井　内關　太衝　氣海氣短陽脫、

尺澤氣短不語足三里

瘧疾

大椎三灸立愈〇一日百壯　三椎骨節上灸亦可愈〇

譩譆多汗章門　間使久瘧　後谿先寒後熱〇

環跳　承山　飛陽　崑崙　太谿寒瘧、

公孫爲主治。至陰寒瘧無汗。合骨

久瘧不愈。黃瘦無力。灸脾俞七壯。即止。益瘧由寒

濕飲食傷脾而然。故灸之甚效

黃疸

公孫

瀉痢

百會 久瀉滑脫。 脾俞

腎俞 洞泄不止五壯

命門 長強 赤白雜者。 承滿 腸鳴 梁門

中脘 神闕 中氣虛寒。腹痛瀉痢甚妙。 天樞 腹痛

氣海　石門　腹痛　關元　久痢冷痢腹痛。

三陰交　腹滿泄瀉。

大瘕泄　裏急後重。

天樞　水分　上各三七壯。

腎泄　夜半後及寅卯之間瀉者。

命門　天樞　氣海　關元

頭風頭痛

百會　上星三壯　顖會　神庭三壯

曲差　後頂　率谷　風池

天柱上穴擇灸一處即可愈　風門　通里

列缺偏頭痛　陽谿　豐隆　解谿

面疾

頰車面頰腫痛口急不能嚼鹹灸皆可　地倉面頷瘀腫

合骨　列缺　陷谷面目壅腫刺出血立愈

眼目疼痛

合骨痛而不明　外關　後谿頭目痛

青盲眼

肝俞　膽俞　腎俞　養老七壯　商陽五壯

光明

目昏不明

足三里

目眩

通里　解谿

風爛眼

肝俞　膽俞　腎俞　腕骨　光明

耳聾

上星　治風聾（二七壯）　翳風　耳痛而聾（七壯）　聽宮

腎俞　外關　偏歷　合骨

停耳

聽宮　頰車　合骨

鼻瘜鼻痔

上星流清濁涕曲差　迎香刺顖會七壯鼻

癰鼻痔通天七壯鼻中去鼻積一塊即愈百會

風池　風府　人中　大椎上穴皆治前

疰

鼻淵

上星　曲差　印堂　風門　合骨

鼻塞不聞香臭

顖會 自七壯至七七壯。灸至四日漸退。七日頓愈。

上星　迎香 刺　天柱　風門

口舌瘡痛糜爛疳蝕

頰車　地倉　廉泉　承漿　天突

金津　玉液 此二穴刺出血。在奇俞類

合骨　陽陵泉 治膽熱口苦。善太息。

齒牙痛

承漿　頰車　耳垂下盡骨上穴三壯如神

肩髃七壯隨左右灸之　列缺七壯立止　太淵風牙痛

臾際　陽谷上牙　合骨　三間下齒七壯

足三里上齒痛七七壯愈　太谿　内庭下牙

喉痺喉癬

天柱　廉泉　天突　陽谷　三間

合骨刺五分立愈　後谿　乳蛾少商　關衝

足三里　豐隆　三陰交　行間

胸背腰膝病

風門 胸背痛 章門 腰脊冷痛 腰俞 崑崙 七壯

委中 腰脚腫痛刺出血

灸腰痛不可俛仰令患人正立以竹杖柱地量至臍中用墨點記乃用度脊中即於點處隨年壯灸之○灸訖藏竹勿令人知

腰膝痠痛

養老 環跳 陽陵泉 治脚膝冷痺不仁

崑崙 申脉

筋骨攣痛

三陰交

手足痛

凡人肩冷臂痛者。每遇風寒。肩上多冷。或日須熱手撫摩。夜須多被擁蓋此蓋陽氣不足。氣血衰少而然。若不預爲之治。恐中風不隨等症。由此而成。須灸肩髃二穴。方免此患蓋肩係兩手之安否。環跳係兩足之安否。輕者七壯。風寒盛者二七壯爲率。或分二三次報之。但不可過多。恐臂細也。若灸環跳。則四五十壯無害臂痛不舉後五穴擇用之

肩井　肩髃　淵腋　曲池　曲澤

項強肘痛

後谿

手腕痛

太淵

膝風腫痛寒濕

太衝

受濕手足拘攣

曲池　尺澤　腕骨　外關　中渚

五痺

曲池　外關　合骨　中渚

白虎歷節風

　膝關

轉筋

　照海

足內廉腫痛

　肩井　三陰交　三七壯　大敦

寒濕腳瘡

取足跗上二寸許，足腕正中陷處是穴，灸七壯神效。○此穴當郎解谿也

夢遺精滑鬼交春秋冬可灸

心俞灸不宜多　膏肓　腎俞灸隨年壯其效立見

命門遺精不禁五壯立效　白環俞五十壯　三陰交

中極隨年壯　中封　然谷

失精膝脛冷疼

曲泉

白濁

脾俞　小腸俞　章門　氣海五壯

關元　中極　中封

小便不禁

氣海兼治小兒遺尿關元　陰陵泉　大敦

行間治失尿

疝氣　大抵痛甚者爲肝疝

肩井　癲疝章門　氣海　歸來　衝門

關元主癲疝偏大灸百壯急脉　會陰

三陰交　太谿寒疝　大衝　大敦

隱白　肝疝

闌門　在陰莖根兩旁各開三寸是穴鍼二寸半

炙二七壯○治木腎偏墜

一法於關元兩相去各三寸青脉上炙七壯即愈

一法令病人合口以草横量兩口角為一摺照此

再加二摺○共為三摺屈成三角○如△樣以上角安

臍中心○兩角安臍下兩旁當兩角處是穴○左患炙

右○右患炙左左右俱患○則兩穴俱炙○艾炷如麥粒

炙二七壯○或三七壯即安

莖中痛

列缺　陰痛尿血　行間

痔漏

命門　腎俞　長強　五痔便血最效隨年灸之　三陰交　痔血　承山　久痔

凡痔疾腫大勢甚者。先以槐柳枝煎湯。乘熱薰洗過後用壯盛男子篦下頭垢。捻成小餅約厚一分。安痔上。又切獨蒜片厚如錢者。安垢上。艾灸二七壯。或三七壯無不消散。又奇俞一法灸亦神效

脫肛

百會 三壯 此穴屬督脈爲陽脈之都綱統一身之陽氣凡脫肛者皆因陽氣下陷經曰下者舉之故當藉火力以提下陷之氣則脾氣可升而門戶固矣小兒亦然

又有洞泄寒中脫肛者灸水分穴百壯內服溫補藥自愈

鬼魅

上星 水溝 鬼擊卒死 秦承祖灸鬼法亦妙

人中七壯足鬼眼穴此上二穴治夢魘鬼擊

血結月事不調

氣海　中極　照海月事不行

血崩不止

膈俞　肝俞　腎俞　命門　氣海

間使　血海　復溜　行間

中極下元虛冷血崩白濁

淋帶赤白

命門　神闕　中極七壯治白帶極效

癥瘕

三焦俞　腎俞　中極　會陰

左子宮　右子户

不孕

命門　腎俞　氣海　中極　陰廉

然谷　關元七壯至百壯或三百壯　胞門子户

照海　子宮冷

一法灸神闕穴○先以乾鹽填臍中灸七壯後去鹽○換川椒二十一粒○以薑蓋定又灸十四壯○灸畢用

膏貼之。艾炷如指大。長五六分許

胎屢墮

命門　腎俞　中極　交信　然谷

產難

合谷　三陰交　巨闕

一橫逆難產。危在頃刻。符藥不靈者。急於本婦右脚小指尖。灸三壯。炷如小麥。下火立產。如神。盖此即至陰穴也。三稜鍼出血。橫者即轉直

胎衣不下

三陰交　崑崙

下死胎

合谷　刺補之即下

欲取胎

肩井　合谷　三陰交

欲絕產

臍下二寸三分灸三壯或至七七壯即終身絕孕矣

急慢驚風

百會五七壯　顖會　上星　率谷三壯
水溝　間使　合谷　太衝　尺澤慢症
臍風撮口
承漿　然谷
一法以小艾隔蒜灸臍中俟口中覺有艾氣亦得
生者
又法凡臍風若成必有青筋一道自下上行至腹
而生兩岔即灸青筋之頭三壯截住若見兩岔即
灸兩處筋頭各三壯十活五六否則上行攻心而

死矣

食積肚大

脾俞　胃俞　腎俞

泄瀉

胃俞　水分　天樞　神闕腹痛乳痢妙

夜啼心氣不足

中衝三壯

疳眼

合谷五壯

重舌

行間

小兒氣弱數歲不語

心俞

口中轉屎　因母食寒凉所致

中脘　九壯大人十四壯

陰腫

崑崙

癇症　古云驚風三發便爲癎癎爲小兒惡症

神庭治風癇吐舌灸三壯　前頂　長強二穴治一切驚癇手足鬼眼灸之大效大人病此則名爲癲灸之最良

外科發背

心俞疽　委陽一曰在尻臀下一寸六分大腿上有縫　騎竹馬穴　左右搭手加會陽

乳癰　乳疽　乳岩　乳氣　乳毒　侵囊近膻中者是

肩髃　靈道二七壯　溫溜壯小人七壯大人八二七

足三里　條口乳癰下巨虛各二七壯

熱毒

大陵

項上偏枕

風門二七壯

胃癰　生於左者胃口疽生於右者胃口癰

曲池二穴各三七壯內關七壯

腎癰　自腎俞穴起

會陽二七壯

附骨疽　環跳穴痛恐生附骨疽也

大陵　懸鍾三七壯

骨旋

肘尖七七壯不愈百壯此穴即曲池也

瘰癧　自左自右擇宜用之

肩髃七壯九壯曲池　此二穴乃治癧秘法也

騎竹馬穴三七壯天井二七壯天池

胸前生者

肩髃　少海　騎竹馬穴

腋下生者

淵腋　支溝　外關　足臨泣　頸腋俱治

已上凡感毒深者灸後再二三次報之無有不愈

瘰癧隔蒜灸法　用獨蒜片先從後發核上灸至初發母核而止多灸自效

又傳驗方用癩蝦蟆一個去肚腸安癧上外以真艾照癧大小爲炷於蝦蟆皮上當癧灸七壯或十四壯以熱氣透內方住亦從後發先灸至初發者而止若皮焦移灸之灸畢服煎藥一劑量人虛實

用之一服即消百試百效不問已潰未潰經久必愈

甲戌歲、銓遇一江南客治一瘰癧、年深不愈者、用一服頓退、二服全消、銓心異之、後又見治一次、並不須二服、而潛消默化、效驗更奇、其人落落大方、灑然有物外之致、不數月間、立視得數十金、余素好精求、意必神丹、即願求焉、乃不輕易傳余、余隆禮貌日久、亦不輕易指教、適歸、乃向余要借過盤費、余即借倫、送至客寓、客乃慨然有感余禮貌之不衰、欣然傳之、囑曰、此藥宜用於艾灸之後、百發百中、但不可輕傳人耳、因爾誠敬、故爲傳之、現有瘰癧重病、爾代余一治、以試神奇、余照单修合、一江南客、依客之囑而求余治、照例奉行、一服減去四五、二服全愈、乃詢其由來、一賢醫也、其家甚富、最好異學、客愈後、以重禮求謝於余、至今恩情不衰、亦厚之道也、壬午夏、余又治一幼年十七歲頸生瘰癧十餘核、濃水不乾、百法不效、余憐其父一子、許以可治、次日以艾灸十餘處、連用二次、不一七而全消矣、嗟乎、藥之修合、愈久愈靈、當日傳驗方云、灸畢服煎藥一劑、其郎客所傳余之方與此方出青囊書中、修合藥者、另有口傳心授、非照单狼籍、可以行為、製法宜照千金外臺、一滴不差、千金外臺註內、亦云妙法千金莫妄傳、治癧美法甚多、難出此方之上、

瘿瘤

肩髃　男左灸十八壯右减一壯女右灸十八壯左十七壯　大椎　頸瘿天突　治一切初起妙

身面癬疣

當疣上灸三壯即消亦有止灸一壯以水滴之自去者

癮疹

曲池

瘡疥

風門　間使　合谷　大陵胸前瘡疥

毒瘡久不收口

凡癰潰後久不收口膿水不臭亦無歹肉者因消

伐大過以致血氣虛寒不禁肌肉治失其宜便爲終身之患須内服十全大補等藥外用大附子以温水泡透切作二三分厚片置漏孔上以艾灸之或以附子爲末用唾和餅灸之亦可隔二三日再灸之不三五次自然肌肉長滿而宿患平矣

又方用麥麪硫黄大蒜三味搗爛如患大小捻作三分厚餅安患上灸三五壯每三壯一易餅子四五日後再灸一次無弗效者

腋氣除根

凡腋氣先用快刀剃去腋毛淨用好定粉水調搽患處六七日後看腋下有一點黑者必有孔如鍼大如簪尖即氣竅也以艾炷如米大者灸三四壯愈永不再發

五蠱毒注中惡不能食

中脘　照海　中蠱毒

瘋犬咬傷

孫真人曰春末夏初犬多發狂被其咬者無出於灸其法只就咬牙迹上灸之一日灸三壯灸至一

百二十日乃止。常食灸韭菜永不再發。亦良法也

又治一切犬傷。毒氣不出者。灸外丘一日。速用三姓人灸所嚙處立愈

蛇毒

即灸毒上三七壯。若一時無艾。以火炭頭稱瘡孔大小爇之

諸毒

凡蛇蝎蜈蚣咬傷。痛極勢危者。急用艾火於傷處灸之。拔散毒氣即安。或用獨蒜片隔蒜灸之二三

壯換一片。毒甚者灸五十壯。或內服王樞丹亦妙。

或蚕毒蜘蛛等灸之皆效

癰疽隔蒜灸法

凡患背疽惡毒。肉色不變。背如負石。漫腫無頭勢必重大。尋頭之法。用濕紙搨在腫處。看有一點先乾者。即是頭所結聚之處。用大獨頭蒜。切作三分厚片。貼疽頂。以艾於蒜上灸之。每三壯一換其蒜。又有背上初發赤腫。中間有如黃水小米一粒者。有數十粒一片者。尤宜隔蒜灸之。青囊書云。外形如栗內可容穀外形如錢內可著拳愼勿視爲微小致成莫大之患設或瘡頭開大則以紫皮大蒜十餘頭淡豆豉半合乳香二錢同搗成膏照毒大小拍成薄餅安毒上鋪艾灸之務要痛者灸至不痛不痛者灸至知痛益痛者爲良肉不痛者爲毒氣先不痛而後覺痛者其毒輕淺先痛而後反不痛者其毒深重故灸者必令火氣直達毒處不可拘定壯數昔人有灸至八百壯而愈者灸後須隨人之虛實服補中托裏助胃壯氣等藥萬無一失

益未潰而灸則能拔散鬱毒不令開大已潰而灸則能補接陽氣易於收斂然惟蚤覺蚤灸方爲上策淵然劉眞人曰毒發一二日者十灸十愈三四者六七愈五六日者三四愈過七日則雖灸不能消散矣緣其内膿已成必須鍼去方得寬鬆也雖然疽之爲病有五善七惡臨證先須識此前哲云五善見三則吉七惡見四則凶倘見七惡愼勿爲灸徒召謗耳

又有疔瘡一證其形不一其色不同或如小癰或

如水泡或痛不可當或癢而難忍或皮肉麻木或寒熱頭疼或惡心嘔吐或肢體拘急其候多端難以盡狀均宜用前灸法甚則以蒜搗膏徧塗四圍只露頭頂用艾著肉灸之以爆爲度如不爆者難愈更宜多灸百壯以上無弗愈者

銓按陰毒固賴艾火以接陽氣日後易於收斂陽毒亦賴艾火以拔鬱氣日後不令開大未潰已潰之間須當早灸爲高十可活十何聖法也乃今之病疽毒者既畏火攻之難受惟恐用則愈增其痛

而醫者不問陰毒陽毒動云既已有毒艾灸如何可用用則以火治毒矣且曰火毒攻心病反難治病者聞之益不敢灸嗟乎神聖艾灸之法不見明於世也久矣僅僅藥餌之功十難救其六七況又無參者重劑旁觀者俱云解毒死亦無謗醫者亦云解毒死亦無悔間有用此許二三錢參者以爲道地在此不知膿水出多精血敗壞一木焉能制大厦乎及其死後則有謂參補不宜用者此等糊說竟出自高明偏足爲生疽不服參者樹其黨援

既無艾灸之早用又無參耆之峻補而猶詡詡然曰吾善治毒也醫也云乎哉總之疽症之重與其後來苦楚費力若此猶且人財兩空何若初起赤腫之時即爲艾灸在陽分者易爲消散在陰分者轉陰爲陽即不服參耆但用托裏輕劑重則一月輕則半月即全痊矣何快如之奇法現在人多不知舍近圖遠無怪乎其無上工也況人身營衛經絡無往不貫稍有凝滯便成痛楚至癰疽尤凝滯之最者也皮裏膜外之間初起未傷藏府何樂而

不可灸。又何樂而不可痛。諺云。長痛不如短痛。正謂此也。益凝滯者。風寒暑濕燥火也。內不得入。外不得出。灸之者。引鬱邪之毒外發。火就燥之義也。先聖精妙若此。能知此爲治者。思過半矣。

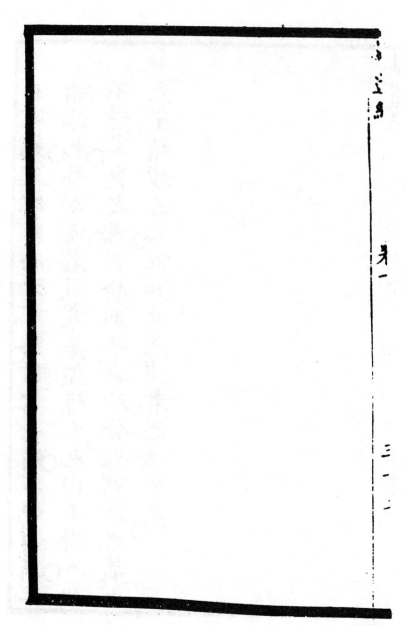

五運

手太陰氣絶則皮毛焦津液去爪枯毛折毛折者毛先死也丙日篤丁日死手少陰氣絶則脉不通血不流髮不澤故其面黑如漆柴者血先死壬日篤癸日死足太陰氣絶則脉不榮肌肉脣舌肉軟肉萎人中滿脣反脣反者肉先死甲日篤乙日死足厥陰氣絶則筋絶筋者聚於陰器而脉絡於舌本也筋急則脣青舌捲卵縮則筋先死庚日篤辛日死

足少陰氣絶。則骨枯肉不能着骨。骨肉不相親也。齒長而垢。髮無澤。骨先死。戊日篤。己日死

五陰氣絶。則目系轉。轉則目運。目運者爲志先死。則一日半日間也。此言五藏五行之氣終也。

六陽氣絶。則陰與陽相離。離則腠理發泄。絶汗乃出。故旦占夕死。夕占旦死。此言六府六陽之氣終也。

銓按五陰之氣。本乎先天之水火也。心繫上繫於目系。目系轉者。心氣將絶也。火之精爲神。水之精爲志。神生於精。火生於水。志死神絶。故死甚速也。

六陽應天之氣根於陰而出於陽是以六陽將絶則知陰與陽相離矣所以不能終天運之一周而旦占夕死夕占旦死也

六氣

初之氣厥陰風木大寒立春雨水驚蟄

二之氣少陰君火春分清明穀雨立夏

三之氣少陽相火小滿芒種夏至小暑

四之氣太陰濕土大暑立秋處暑白露

五之氣陽明燥金秋分寒露霜降立冬

六之氣太陽寒水小雪大雪冬至小寒

一歲之中分司六氣而各主有六十天也

司天在泉

正位司天正南也二合天右間右寸西南也

間右尺西北也四合地正位在泉正北也

五間左尺東北也六合天左間左寸東南也

此言司天在泉之部位也

南政北政

戊土運居中掌南方之政令曰南政外四運居四方

承上坐正北之政令曰北政以年
次第佈之南政逢陰不應北政逢陽不應
按經云必先歲氣勿伐天和不應者天和之脉也
醫不知此鮮不以爲病脉而誅伐勿過喜功生事
則輕者重而重者死矣